实用常见病临床护理技术

李付霞　侯 林　张鸿敏　刘圆圆　李 红　郑华蓉　主编

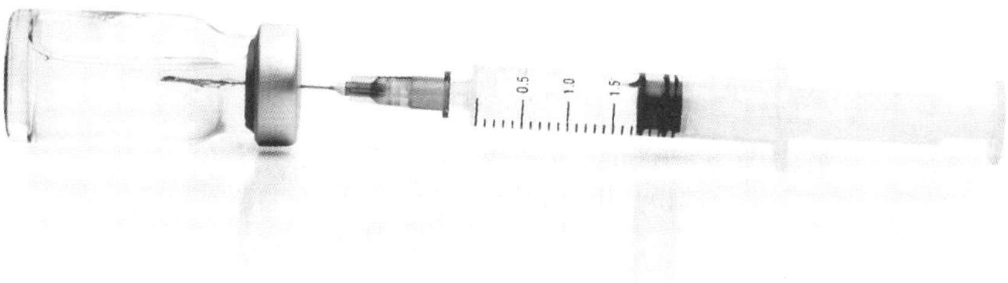

上海大学出版社

图书在版编目（CIP）数据
实用常见病临床护理技术 / 李付霞等主编. -- 上海：上海大学出版社, 2024. 12. -- ISBN 978-7-5671-5191-8
Ⅰ. R47
中国国家版本馆CIP数据核字第2025CC4238号

责任编辑　刘　强
封面设计　品雅传媒
技术编辑　金　鑫　钱宇坤

实用常见病临床护理技术
李付霞　侯　林　张鸿敏　刘圆圆　李　红　郑华蓉　主编
上海大学出版社出版发行
（上海市上大路99号　邮政编码200444）
（https://www.shupress.cn　发行热线 021-66135112）
出版人　余　洋
*
山东品雅文化传媒有限公司排版
上海华业装璜印刷厂有限公司印刷　各地新华书店经销
开本 710mm × 1000mm　1/16　印张 7.75　字数 143千
2024年12月第1版　2025年4月第1次印刷
ISBN 978-7-5671-5191-8/R·104　定价：98.00 元

编 委 会

主　编　李付霞　山东省曹县人民医院

侯　林　枣庄市妇幼保健院

张鸿敏　济宁医学院附属医院

刘圆圆　山东省曹县人民医院

李　红　山东省曹县人民医院

郑华蓉　宜昌市中心人民医院

副主编　孙　晨　菏泽市立医院

姜　鹃　黄冈市中心医院

张杜娟　十堰市人民医院（湖北医药学院附属人民医院）

郭灵敏　广东省中医院海南医院（海南省中医院）

谢　伟　东部战区总医院门诊部

冯程程　泰安八十八医院

姜闪闪　中国人民解放军东部战区总医院

孙晶晶　中国人民解放军东部战区总医院

杭润霞　中国人民解放军东部战区总医院

黄　磊　中国人民解放军东部战区总医院

编　委　潘冬青　中国人民解放军东部战区总医院

王芗端　中国人民解放军东部战区总医院

李珊珊　中国人民解放军东部战区总医院

张　楠　中国人民解放军联勤保障部队第九八九医院

前 言

随着医学模式的转变，护理学已经成为现代医学的重要组成部分。编者们在总结国家级规划教材建设经验的基础上，与国内多家医院的护理专家共同探讨商榷，结合创新型护理人才培养目标，吸取护理教育发展成果，体现护理学科的新进展、新方法、新趋势，适应新时代护理人才的需要，共同编写了本书。

本书构思严谨，框架统一，科学合理，重点突出。编者们结合自身专业特长及多年丰富的临床经验，参考大量相关文献，着重介绍了临床各系统常见病、多发病的护理，涉及呼吸系统疾病护理、循环系统疾病护理、消化系统疾病护理、神经系统疾病护理、泌尿系统疾病护理等内容。本书在编写过程中力求以现代医学护理理论为指导，同时结合临床实践工作，客观地反映出国内外护理学的最新进展。希望本书的出版对促进临床护理的规范化、系统化及科学化起到一定作用。

本书如有疏漏或不足之处，敬请广大护理同人不吝指正，以便再版时修正。

编 者

2024 年 10 月

目 录

第一章

常见诊疗护理技术操作

第一节　胸腔穿刺术

一、概述

通过胸腔穿刺来抽取积液或积气，可解除肺组织的压力，改善呼吸。可对抽取出的液体进行细胞学或细菌学检查，查找癌细胞或抗酸杆菌，以便明确诊断。通过胸腔穿刺抽出胸腔内脓液并辅以胸腔冲洗、注药，可以达到治疗的目的。

二、适应证

（1）疑有胸壁肿瘤及胸壁结核者。

（2）胸腔内有大量积液或积气者。

（3）单纯性脓胸/化脓性胸膜炎或局限性脓胸患者。

三、禁忌证

（1）有严重出血倾向者。

（2）肺气肿患者。

（3）活动性肺结核及支气管胸膜瘘患者。

四、术前准备

1. 患者告知

向患者介绍穿刺目的、配合要求、注意事项，疏导其紧张情绪，以取得合作。

2. 物品准备

胸腔穿刺包（包内备有弯盘、直钳、弯钳、方纱、纱球、针头、胸穿针、孔巾等)，2%碘酒，75%乙醇，无菌手套 2 副，无菌纱布、棉签若干，50 mL、5 mL 注射器各 1 副，无菌试管 4 个（留送常规、生化、病理及细菌培养)，胶布，1 000 mL 量杯 1 个，治疗巾 1 包，2%利多卡因注射剂 10 mL。

3. 患者准备

有频繁咳嗽者，术前 30 分钟给予口服止咳药，以免穿刺中因咳嗽而使针头移动，刺破肺组织造成出血或气胸。

五、检查配合

(1) 协助患者面朝椅背，骑坐在靠背椅上，双肩平放于椅背上缘。病重不能下床者，可取斜坡卧位，患侧手抱头，以张开肋间。

(2) 术者确定穿刺部位并标记，配合者打开胸穿包铺无菌盘。穿刺部位一般在肩胛角下第 7~8 肋间或腋中线第 5~6 肋间处。包裹性积液者，以 X 线片或超声诊断指示部位定穿刺点。

(3) 术者戴无菌手套，配合者揭开无菌盘盖巾并倒入碘酒、乙醇。术者以碘酒、乙醇消毒穿刺部位，在穿刺处铺以孔巾，显露穿刺点，取 5 mL 注射器抽取麻醉药，在穿刺点的肋骨上缘从皮内、皮下直至胸腔注射麻醉药。

(4) 穿刺成功后，配合者应立即以止血钳固定穿刺针，防止空气进入胸膜腔。术者可取 50 mL 注射器抽出积气或积液。

(5) 抽液或注药完毕后，术者拔出穿刺针，以无菌纱布覆盖针眼处并压住 15 秒，再以碘酒消毒穿刺点，盖以无菌纱布，胶布固定，协助患者卧床休息。

六、护理

(1) 穿刺后嘱患者卧床休息，必要时给予解痉镇痛药以缓解患者的疼痛。

(2) 监测患者体温的变化，可遵医嘱给予抗感染药物。

(3) 观察患者穿刺处出血情况，伤口敷料固定好。

七、注意事项

(1) 严格无菌操作，以防胸腔感染。

(2) 抽液者，若以诊断为目的，抽取 50~100 mL 即可；若以减压为目的，首次不超过 600 mL，以后每次不超过 1 000 mL；若以治疗为目的，应尽量抽吸干净（张力性气胸除外)。

(3) 穿刺中应嘱患者避免咳嗽及转动身体，密切观察其反应；若患者感到呼吸困难、疼痛剧烈、心悸、出冷汗或出现连续咳嗽等，应立即停止操作，协助患者平卧，必要时皮下注射 1 ∶ 1 000 肾上腺素。

(4) 抽液完毕需向胸腔注射药物时，应先回抽少许积液，以确保药液注入胸腔。注药后嘱患者稍转动身体，使药液在胸腔内混匀。密切观察注药后患者反应，如胸痛、发热等，及时对症处理。

(5) 留取的胸液标本，仔细观察其性状后立即送检。

第二节　心脏起搏器置入术后护理

心脏起搏器是一种医用电子仪器，它通过发出一定形式的电脉冲，刺激心脏，使之激动和收缩，即模拟正常心脏的冲动形成和传导，以治疗由于某些心律失常所致的心脏功能障碍。心脏起搏器简称起搏器，由脉冲发生器和起搏电极导线组成。

一、评估

1. 一般评估

精神状态、生命体征、皮肤等。

2. 专科评估

心率，脉率，伤口有无出血、血肿、感染等情况。

二、护理

1. 一般护理

(1) 环境。保持环境安静、空气流通，限制探视人员，保持室内适当的温湿度，温度以 18~22 ℃为宜，空气相对湿度以 40%~50%为宜。

(2) 休息与活动。卧床休息是预防电极脱位最有效的方法之一。使用埋藏式起搏器的患者卧床 1~3 日，取平卧位或略向左侧卧位，如患者平卧不适，可抬高床头 30°~60°。术侧肢体不宜过度活动，勿用力咳嗽，咳嗽时应用手按压伤口。

(3) 饮食护理。卧床期间应给予低脂、易消化、清淡、高营养食品，少食多餐。避免产气类食物，如牛奶、豆浆，以免引起腹胀、腹痛，应协助患者顺利排便。

2. 病情观察

(1) 心电监护。向手术医生了解手术情况及起搏频率，持续 24 小时心电监护，观察脉搏、心率和心律的变化。

(2) 伤口护理。伤口局部沙袋压迫 6 小时，观察伤口有无渗血情况，周围皮肤有无红肿，按无菌原则每日更换敷料，一般术后7日拆线。

(3) 预防感染。术后常规应用抗生素，并观察体温变化，术后连续7日测体温，每日4次。

3. 并发症护理

术后并发症有切口出血、感染及囊袋皮肤坏死等。严密观察伤口处变化，注意切口有无出血、渗血，是否有剧烈疼痛及红肿，囊袋处皮肤有无化脓及破溃等。

4. 心理护理

若安装心脏起搏器后患者主诉有异物感，夜间入睡困难，应给予适当的心理疏导，必要时给予镇静药，向其解释安装起搏器后因心率增快而感到不适属于正常现象，安慰患者不必担心。

三、健康教育

(1) 对使用埋藏式心脏起搏器的患者，教会其自测脉搏，每日2次，每次测量时间为1分钟。

(2) 日常生活中要远离电辐射较高的场所，如微波炉、高压电场等，不做各种电疗，以免电磁场使起搏器失灵。外出时随身携带起搏器卡，便于出现意外时为诊治提供信息。

(3) 告知患者3个月或半年后进行随访，必要时拍X线胸片并做动态心电图。在起搏器电池耗尽之前应及时更换起搏器。

第三节　冠状动脉造影术

一、概述

冠状动脉造影是指经桡动脉或股动脉放置一根导管至冠状动脉，选择性地向左或右冠状动脉内注入造影剂，从而显示冠状动脉走行和病变的一种方法。

心脏造影术的目的：可检查心脏和大血管的形态和缺损情况，冠状动脉分支有无畸形、狭窄以及交通支分布情况。这是诊断冠心病及明确有无手术指征的重要检查方法。

二、适应证

(1) 胸痛不典型，临床上难以确诊。老年人出现心力衰竭、心律失常和心电图异常，而无创检查（如超声心动图或核素）不能确诊。

（2）患者无症状但运动试验阳性或有症状而运动试验阴性者，均可行冠状动脉造影和左心室造影检查来确诊冠状动脉是否有病变。

（3）指导治疗，在考虑对患者进行经皮冠状动脉腔内成形术或冠状动脉旁路移植术时，必须先进行冠状动脉造影和左心室造影，以明确病变的部位、程度以及左心室的功能情况，以便进一步选择手术方式。

1）劳力性心绞痛。对于那些药物治疗控制症状不满意、运动耐量较低的患者，应行冠状动脉造影，以争取治疗。

2）不稳定型心绞痛。此类患者极易出现急性心肌梗死或猝死，当内科治疗症状控制不满意时，应急诊行冠状动脉造影，以便进一步选择手术方式。

3）急性心肌梗死。6 小时以内的急性心肌梗死，拟行冠状动脉腔内成形术或冠状动脉旁路移植术时；急性心肌梗死并发心源性休克，应在主动脉内球囊反搏支持下，急诊行冠状动脉造影，以期选择手术方式；急性心肌梗死静脉溶栓治疗不成功，拟行冠状动脉腔内成形术；顽固的梗死后心绞痛，药物治疗难以控制，急诊行冠状动脉造影，以期选择手术方式。

4）曾患心肌梗死，在手术前行冠状动脉造影，以期选择手术方式。手术后心绞痛复发，怀疑再狭窄，拟进行手术治疗者。非冠心病的患者，在行心脏外科手术前常规做冠状动脉造影检查，如：≥50 岁的瓣膜病患者；先天性心脏病，可疑合并冠状动脉畸形；肥厚性梗阻型心肌病。

三、禁忌证

（1）碘过敏。

（2）严重肝、肾功能障碍及不能控制的全身性疾病。

（3）各种原因引起的发热，感染性心内膜炎治愈未满 3 个月。

（4）近期有心肌梗死、肺梗死或动脉栓塞。

（5）不能控制的严重充血性心力衰竭。

（6）反复发作较重心律失常，现有较明显的心律失常。

（7）有明显发绀的先天性心脏病。

四、检查前准备

1. 患者告知

检查目的、意义，开始禁食、禁水时间。

2. 患者准备

（1）检查前 1 晚保证充足睡眠，必要时可以药物辅助帮助睡眠。

(2) 检查前1日皮肤准备，剃净双上肢、会阴部及腹股沟处毛发，洗净皮肤。

(3) 检查前6小时禁食水，糖尿病患者注意停用降糖药物。

(4) 核对血清四项化验单，以防缺漏。

3. 物品准备

静脉切开包，无菌心导管，穿刺针、导引钢丝、扩张管及其外鞘，测压管或压力监测及描记器，消毒巾，血氧分析器材及药品，心血管造影剂，监护仪，急救器材（氧气、除颤仪、人工心脏起搏器、急救药物），沙袋。

4. 检查（治疗）配合

(1) 患者进入造影室，上造影床，同时将切口部位准备好。

(2) 建立静脉通路，并进行心电及血压监测。

(3) 取仰卧位，双手放于身体两侧，进行皮肤消毒。

(4) 造影穿刺前给予局部麻醉，以减轻穿刺时的疼痛。

(5) 造影进行中密切观察生命体征变化，并重视患者主诉。

(6) 完成操作后，退出导管，结扎静脉，缝合皮肤。

(7) 局部压迫止血15分钟，并加压包扎。

五、护理

(1) 造影当日由导管室人员到病房接患者，并做好排便。

(2) 造影进行中询问患者感觉，有情况应及时处理。

(3) 造影结束返回病房后的护理。

1) 经股动脉穿刺的患者，术侧腿应伸直，不要打弯，1 000 g左右沙袋局部压迫6小时，平卧24小时，以防止穿刺部位出血，同时注意观察足背动脉搏动情况及术侧肢体皮肤颜色、温度及足趾知觉。

2) 经桡动脉穿刺的患者，术侧腕部用可调式加压包扎装置止血。患者返回病房后护士应注意观察术侧手臂有无肿胀，手掌颜色及手指知觉，询问患者自觉症状，与导管室医生做好交班。一般2小时松解1次（根据患者自觉症状及有无出血而定），6小时后取下加压装置，并用纱布包扎伤口。

(4) 造影术后应视患者心功能状况决定其饮水量，以便将造影剂排出体外。

六、注意事项

(1) 严格进行无菌操作。

(2) 术中随时保证导管内输液通畅，避免凝血。

(3) 送导管手法宜柔和，尽量避免刺激静脉，减少静脉痉挛的发生。

（4）导管进入心腔时，应密切监护。

（5）心导管在心腔内不可打圈，以免导管在心腔内扭结。

（6）预防并发症（静脉炎、静脉血栓形成、肺梗死、心力衰竭及感染）。

第四节　排痰训练

慢性呼吸系统疾病患者由于气道内炎症渗出，痰液长期堵塞气道，会加重呼吸道内感染。排痰训练是为了教会患者正确的排痰方法，使患者能够有效地进行咳嗽，排出呼吸道分泌物，从而减轻感染，保持气道通畅，减轻呼吸困难等症状，以便进行正常的生活和活动。

一、操作方法

1. 操作前准备

（1）物品准备。痰盒、面巾纸、漱口水和污物桶等。

（2）患者准备。检查患者的生命体征，评估患者呼吸道痰液阻塞状况；评估患者术前术后身体状况。

2. 操作步骤

（1）向患者及家属说明排痰训练的目的、意义及操作过程，消除其顾虑，以便其配合训练。

（2）痰液黏稠而不易咳出者，常用超声雾化吸入法湿化气道，其湿化剂有蒸馏水、0.45%盐水、生理盐水。在湿化剂中可加入痰液溶解剂和抗生素等。

（3）神志清醒、能配合咳嗽的患者，根据病情正确指导其有效地咳嗽、咳痰。①患者取坐位或卧位等舒适体位，双脚着地，身体稍前倾。②让患者先进行5~6次深呼吸，深吸气末屏气，继而咳嗽，连续咳嗽数次使痰液到咽部附近，再用力咳嗽将痰液排出。③如果患者取坐位，两腿上放置一枕头，顶住腹部（促进膈肌上升）。④咳嗽时身体前倾，头颈屈曲，张口咳嗽将痰液排出。⑤也可嘱患者取俯卧屈膝位，利用膈肌、腹肌的收缩，增加腹压，且经常交换体位有利于痰液排出。

（4）采用胸部震荡法（图1-1）协助患者排痰。①操作者双手重叠，肘部伸直，将手掌放置于欲引流的部位。②患者吸气时双手掌随胸廓扩张慢慢抬起，不施加任何压力。③从吸气最高点开始，手掌紧贴胸壁，施加适当的压力并轻柔地上下抖动，此动作贯穿于整个呼气期。④胸壁震荡5~7次，每个部位重复3~4个呼吸周期。

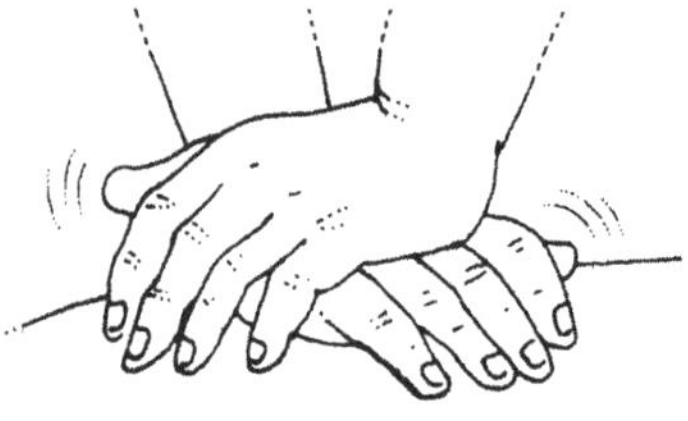

图 1-1　胸部震荡法

（5）久病体弱、长期卧床或排痰无力患者，可采用胸部叩击法（图 1-2）。①患者取立位，体弱者取坐位或侧卧位。②操作者手指并拢，手背隆起，指关节微屈，使手掌侧呈杯状。利用手腕力量，迅速而有节律地叩击胸壁，震动气道。③叩击时应发出一种空而深的拍击音，边叩击边鼓励患者咳嗽，以进一步促进痰液排出。④叩击部位应从肺底自下而上，由外向内叩击胸壁。⑤每侧肺部反复叩击 1～3 分钟，每分钟 120～180 次。⑥操作时指导患者双侧前臂屈曲，两手掌置于锁骨下，咳嗽时前臂用力同时叩击前胸及患侧胸壁，振动分泌物，以增加咳嗽排痰效率。

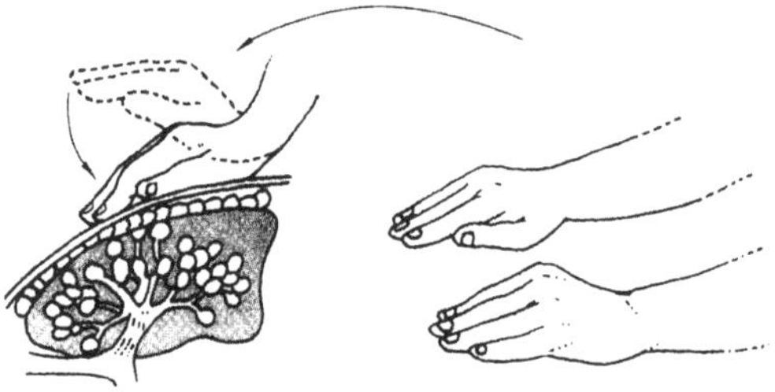

图 1-2　胸部叩击法

（6）排痰训练结束后嘱患者漱口，必要时为患者做口腔护理。记录操作时间、痰量和颜色等。

二、注意事项

（1）操作过程中随时监测患者的生命体征。

（2）湿化气道时，防止分泌物湿化后膨胀阻塞支气管，引起窒息；湿化液温度控制在 35～37 ℃，防止过高温度引起呼吸道灼伤；湿化时间以 10～20 分钟为宜，防止过度湿化引起黏膜水肿，体内水潴留，加重心脏负担。

（3）胸部叩击部位应避开乳房、心脏及骨突起部位；叩击力量要适中，以患者不感到疼痛为宜。胸部叩击法宜在餐前进行，并在餐前 30 分钟结束，每次叩击时间以 15～20 分钟为宜。

（4）若胸部有伤口，应用双手轻轻按压或扶住伤口，也可用枕头按住伤口，起固定伤口的作用以减轻疼痛。身体极度虚弱或有咯血、心血管状况不稳定、肋骨骨折者禁做胸部叩击。

第五节 呼吸功能训练

慢性阻塞性肺气肿的患者通过呼吸功能训练，能够减轻呼吸困难的程度，提高活动的耐受力。

一、操作方法

1. 操作前准备

（1）物品准备。小枕头、杂志、书、蜡烛及尺等。

（2）患者准备。评估患者生命体征是否平稳；检查肺气肿患者呼吸状况及呼吸形态。

2. 操作步骤

（1）向患者说明呼吸训练的目的、意义及操作过程，取得患者的合作。

（2）腹式呼吸训练（图 1-3）。①帮助患者采取舒适体位，常取立位，若身体虚弱者可取半卧位或卧位，全身肌肉放松，平静呼吸。②嘱患者一手放在胸部，另一手放在腹部，以感受自己的呼吸状况。③吸气时用鼻吸入，尽力挺胸，胸部不动，同时收缩腹部，吸气末自然且短暂地屏气，造成一个平顺的呼吸形态，使进入肺的空气均匀分布。④呼气时用口呼出，同时收缩腹部，胸廓保持最小活动幅度，缓呼深呼，以增加肺泡通气量。⑤吸与呼时长之比为 1 ∶ 2 或 1 ∶ 3，每分钟呼吸 7~8 次。每次训练 10~20 分钟，每日 2 次，反复训练。⑥操作熟练后，逐渐增加训练次数，延长训练时间，使之成为不自觉的呼吸习惯。

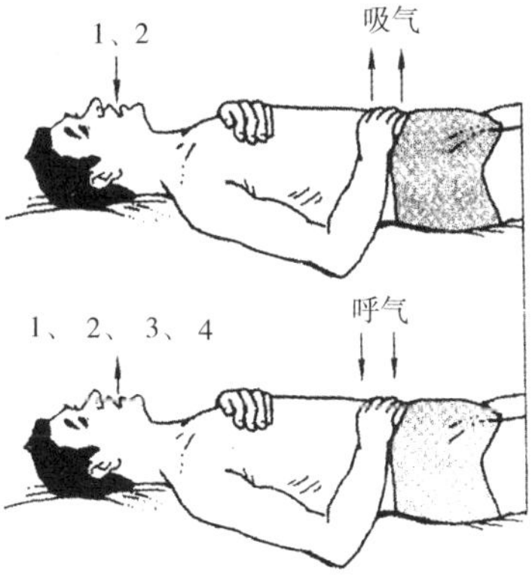

图 1-3 腹式呼吸训练

（3）缩唇呼吸训练（图 1-4）。①患者的准备同腹式呼吸训练。②嘱患者用鼻吸气，用口呼气（用鼻深吸气，用口缓慢呼气）。③呼气时口唇缩拢似吹口哨状，持续缓慢，同时收缩腹部。④吸气与呼气时长之比为 1 ∶ 2 或 1 ∶ 3，每分钟训练 7～8 次。每次训练 10～20 分钟，每日 2 次。⑤缩唇的程度与呼气流量由患者自行调整，以能距离口唇 15～20 cm 并与口唇等高水平的蜡烛火焰随气流倾斜又不致熄灭为宜。⑥缩唇呼气可使呼出的气体流速减慢，延缓呼气气流，防止小气道因塌陷而过早闭合，改善通气和换气功能。

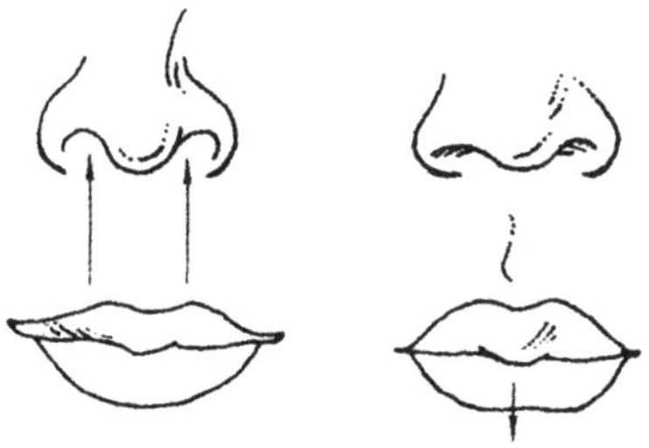

图 1-4　缩唇呼吸训练

（4）也可采用吹气球、吹蜡烛等方法做呼吸功能训练。操作后安置患者至舒适体位；记录呼吸训练的日期和时间，并做效果评价。

二、注意事项

（1）呼吸功能训练要根据患者的呼吸功能状况制订有效的训练计划。

（2）训练过程应循序渐进，逐渐增加训练强度和训练时间，每次训练的时间应<30 分钟，避免患者疲劳。

（3）训练方法正确、规范，随时观察患者舒适状态，如训练过程中患者有不适感，应停止训练。

第二章

呼吸系统疾病的护理

第一节　急性呼吸道感染

一、急性上呼吸道感染

急性上呼吸道感染简称上感，为外鼻孔至环状软骨下缘包括鼻腔、咽部或喉部急性炎症的概称。其特点是起病急、病情轻、病程短，可自愈，预后好，但发病率高，并具有一定的传染性。本病是呼吸道最常见的一种感染性疾病，发病不分年龄、性别、职业和地区，免疫功能低下者易感。全年皆可发病，以冬春季节多见，多为散发，但在气候突变时可小规模流行。

主要病原体是病毒，少数是细菌。人体对病毒感染后产生的免疫力较弱、短暂，病毒间也无交叉免疫，故可反复发病。

（一）病因与发病机制

1. 病因

常见病因为病毒，少数由细菌引起，可单纯发生或继发于病毒感染之后。病毒包括鼻病毒、冠状病毒、腺病毒、流感和副流感病毒以及呼吸道合胞病毒、埃可病毒和柯萨奇病毒等。细菌以口腔定植菌溶血性链球菌多见，其次为流感嗜血杆菌、肺炎链球菌和葡萄球菌等，偶见革兰阴性杆菌。

2. 发病机制

正常情况下健康人的鼻咽部有病毒、细菌存在，一般不会发病。接触病原体后是否发病，取决于传播途径和人群易感性。淋雨、受凉、气候突变、过度劳累等可降低呼吸道局部防御功能，致使原存的病毒或细菌迅速繁殖引起发病。老幼体弱、免疫功能低下或有慢性呼吸道疾病如鼻窦炎、扁桃体炎者更易发病。病原体主要通过飞沫传播，也可由于接触患者污染的手和用具而传染。

（二）临床表现

1. 临床类型

（1）普通感冒。俗称“伤风”，又称急性鼻炎或上呼吸道卡他。以冠状病毒和鼻病毒为主要致病病毒。起病较急，主要表现为鼻部症状，如打喷嚏、鼻塞、流清水样鼻涕，早期有咽部干痒或烧灼感。2~3 日后鼻涕变稠，可伴咽痛、流泪、味觉迟钝、呼吸不畅、声嘶、咳嗽等，有时由于咽鼓管炎致听力减退。严重者有发热、轻度畏寒和头痛等。体检可见鼻腔黏膜充血、水肿、有分泌物，咽部可轻度充血。若无并发症，一般经 5~7 日痊愈。

（2）急性病毒性咽炎和喉炎。急性病毒性咽炎常由鼻病毒、腺病毒、流感病毒、副流感病毒以及肠病毒、呼吸道合胞病毒等引起。临床表现为咽痒和灼热感，咽痛不明显，但合并链球菌感染时常有咽痛。体检可见咽部明显充血、水肿。急性喉炎多为流感病毒、副流感病毒及腺病毒等引起，临床表现为明显声嘶、讲话困难，可有发热、咽痛或咳嗽症状，咳嗽时咽喉疼痛加重。体检可见喉部充血、水肿，颌下淋巴结轻度肿大和触痛，有时可闻及喉部的喘息声。

（3）急性疱疹性咽峡炎。多由柯萨奇病毒 A 引起，表现为明显咽痛、发热，病程约为1 周。查体可见咽部充血，软腭、腭垂、咽及扁桃体表面有灰白色疱疹及浅表溃疡，周围伴红晕。多发于夏季，儿童多见，成人偶见。

（4）急性咽结膜炎。主要由腺病毒、柯萨奇病毒等引起。表现为发热、咽痛、畏光、流泪、咽及结膜明显充血。病程 4~6 日，多发于夏季，由游泳传播，儿童多见。

（5）急性咽扁桃体炎。病原体多为溶血性链球菌，其次为流感嗜血杆菌、肺炎链球菌、葡萄球菌等。起病急，以咽、扁桃体炎症为主，咽痛明显，伴发热、畏寒，体温可达 39 ℃以上。查体可发现咽部明显充血，扁桃体肿大、充血，表面有黄色脓性分泌物。有时伴有颌下淋巴结肿大、压痛，而肺部查体无异常体征。

2. 并发症

一般预后良好，病程常在 1 周左右。少数患者可并发急性鼻窦炎、中耳炎、气管—支气管炎。以咽炎为表现的上呼吸道感染，部分患者可继发溶血性链球菌引起的风湿热、肾小球肾炎等，少数患者可并发病毒性心肌炎。

（三）辅助检查

1. 血液检查

病毒感染者，白细胞计数常正常或偏低，伴淋巴细胞比例升高。细菌感染者可有白细胞计数与中性粒细胞增多和核左移现象。

2. 病原学检查

因病毒类型繁多，一般无须进行此项检查。需要时可用免疫荧光法、酶联免疫吸附法、血清学诊断或病毒分离鉴定等方法确定病毒的类型。细菌培养可判断细菌类型并做药物敏感试验以指导临床用药。

（四）诊断

根据鼻咽部的症状和体征，结合周围血象和阴性胸部 X 线检查可作出临床诊断。一般无须病因诊断，特殊情况下可进行细菌培养和病毒分离或病毒血清学检查等确定病原体。但须与初期表现为感冒样症状的其他疾病鉴别，如过敏性鼻炎、流行性感冒、急性气管—支气管炎、急性传染病前驱症状等。

（五）治疗

以对症处理为主，以减轻症状，缩短病程和预防并发症。

1. 对症治疗

病情较重或发热者或年老体弱者应卧床休息，忌烟，多饮水，室内保持空气流通。如有发热、头痛，可选用解热镇痛药如复方阿司匹林、索米痛片等口服。咽痛可用消炎喉片含服，局部雾化治疗。鼻塞、流鼻涕可用1%麻黄素滴鼻。

2. 抗菌药物治疗

一般不需用抗生素，除非有白细胞升高、咽部脓苔、咳黄痰等细菌感染证据，可根据当地流行病学史和经验用药，可选口服青霉素、第一代头孢菌素、大环内酯类或喹诺酮类。

3. 抗病毒药物治疗

如无发热，免疫功能正常，发病超过 2 日一般无须应用。对于免疫缺陷患者，可早期常规使用广谱的抗病毒药，如利巴韦林和奥司他韦，可缩短病程。具有清热解毒和抗病毒作用的中药也可选用，有助于改善症状，缩短病程。如板蓝根冲剂、银翘解毒片等。

（六）护理措施

1. 生活护理

症状轻者适当休息，避免过度疲劳；高热患者或年老体弱者应卧床休息。保持室内空气流通，温湿度适宜，定时空气消毒，进行呼吸道隔离，患者咳嗽或打喷嚏时应避免对着他人，防止交叉感染。饮食应给予高热量、高维生素的流食或半流食，鼓励患者多饮水及漱口，保持口腔湿润和舒适。患者使用的餐具、毛巾等可进行煮沸消毒。

2. 对症护理

高热患者遵医嘱物理降温，如头部冷敷，冰袋置于大血管部位，温水或乙醇擦浴，4 ℃冷盐水灌肠等。注意30分钟后测量体温并记录。必要时遵医嘱药物降温。咽痛者可用淡盐水漱咽部或含服消炎喉片，声嘶者可行雾化治疗。

3. 病情观察

注意观察生命体征，尤其是体温变化及咽痛、咳嗽等症状的变化。警惕并发症，如中耳炎患者可有耳痛、耳鸣、听力减退、外耳道流脓；并发鼻窦炎者会出现发热、头痛加重，伴脓涕，鼻窦有压痛。

4. 用药护理

遵医嘱用药，注意观察药物的不良反应。

5. 健康教育

积极进行体育锻炼，增强机体免疫力。生活饮食规律，改善营养。避免受凉、淋雨、过度疲劳等诱发因素，流行季节避免到公共场所。注意居住、工作环境的通风换气。年老体弱易感者应注意防护，上呼吸道感染流行时应戴口罩。

二、急性气管—支气管炎

急性气管—支气管炎是由生物、物理、化学刺激或过敏等因素引起的气管—支气管黏膜的急性炎症。临床症状主要为咳嗽和咳痰。常发生于寒冷季节或气候突变时，也可继发于上呼吸道感染或为一些急性呼吸道传染病（麻疹、百日咳等）的临床表现。

（一）病因

1. 感染

病毒或细菌是本病最常见的病因。常见的病毒有呼吸道合胞病毒、副流感病毒、腺病毒等。细菌以肺炎球菌、流感嗜血杆菌、链球菌和葡萄球菌较常见。

2. 理化因素

冷空气、粉尘、刺激性气体或烟雾对气管—支气管黏膜的急性刺激。

3. 过敏反应

花粉、有机粉尘、真菌孢子、动物毛皮及排泄物等的吸入，钩虫、蛔虫的幼虫在肺部移行或对细菌蛋白质过敏均可引起本病。

感染是最主要的病因，过度劳累、受凉是常见诱因。

（二）临床表现

1. 症状

起病较急，通常全身症状较轻，可有发热症状，体温多于3~5日内恢复正常。大多先有上呼吸道感染症状，以咳嗽为主，初为干咳，其后有痰，黏液或黏液脓性痰，偶伴血痰。气管受累时在深呼吸和咳嗽时感胸骨后疼痛；伴支气管痉挛，可有气急和喘鸣。咳嗽、咳痰可延续2~3周才消失，如迁延不愈，可演变成慢性支气管炎。

2. 体征

体检肺部呼吸音粗，可闻及不固定的散在干、湿啰音，咳嗽后可减少或消失。

（三）辅助检查

病毒感染者白细胞正常或偏低，细菌感染者可有白细胞总数和中性粒细胞比例增高现象。胸部X线检查多无异常改变或仅有肺纹理增粗现象。痰涂片或培养可发现致病菌。

（四）诊断

（1）肺部可闻及散在干、湿啰音，咳嗽后可减轻。

（2）胸部X线检查无异常改变或仅有肺纹理增粗现象。

（3）排除流行性感冒及某些传染病早期呼吸道症状，即可作出临床诊断。

（4）痰涂片或培养有助于病因诊断。

（五）治疗

1. 病因治疗

有细菌感染证据时应及时应用抗生素，可首选青霉素、大环内酯类，也可选用头孢菌素类或喹诺酮类等药物，或根据细菌培养和药敏试验结果选择药物。多数口服抗菌药物即可，症状较重者可肌内注射或静脉滴注给药。

2. 对症治疗

咳嗽剧烈而无痰或少痰可用右美沙芬、喷托维林镇咳。咳嗽痰黏而不易咳出，可口服祛痰剂如复方甘草合剂、盐酸氨溴索或溴己新等，也可行超声雾化吸入。支气管痉挛时可用平喘药，如茶碱类等。

（六）护理措施

1. 保持呼吸道通畅

（1）保持室内空气清新，温湿度适宜，减少对支气管黏膜的刺激，以利于排痰。

（2）注意休息，经常变换体位，叩击背部，指导并鼓励患者有效咳嗽，必要时行超声雾化吸入，以湿化呼吸道，利于排痰，促进炎症消散。

（3）遵医嘱使用抗生素、止咳祛痰剂、平喘剂，密切观察用药后的反应。

（4）哮喘性支气管炎患者，注意观察有无缺氧症状，必要时给予吸氧。

2. 发热护理

（1）密切观察体温变化，体温超过38.5 ℃时采取物理降温或遵医嘱给予药物降温。

（2）保证充足的水分及营养的供给，多饮水，给予营养丰富、易于消化的饮食。保持口腔清洁。

3. 健康教育

（1）增强体质，避免劳累，防治感冒。

（2）改善生活卫生环境，防止有害气体污染，避免烟雾刺激。

（3）清除鼻、咽、喉等部位的病灶。

第二节 慢性阻塞性肺疾病

慢性阻塞性肺疾病（COPD）是一组以气流受限为特征的肺部疾病，气流受限不完全可逆，呈进行性发展。COPD 是一种慢性气道阻塞性疾病的统称，主要指具有不可逆性气道阻塞的慢性支气管炎和肺气肿两种疾病。患者在急性发作期过后，临床症状虽有所缓解，但其肺功能仍在继续恶化，并且由于自身防御和免疫功能降低以及外界各种有害因素的影响，经常反复发作，而逐渐产生各种心肺并发症。

COPD 是呼吸系统疾病中的常见病和多发病，患病率和病死率均居高不下。因肺功能进行性减退，严重影响患者的劳动力和生活质量，给家庭和社会造成巨大的负担，根据世界银行/世界卫生组织发表的研究，2020 年 COPD 已居世界疾病经济负担的第 5 位。

一、病因与发病机制

COPD 确切的病因不清楚，但认为与肺部对香烟烟雾等有害气体或有害颗粒的异常炎症反应有关。这些反应存在个体易感因素和环境因素的互相作用。

1. 吸烟

吸烟为重要的发病因素，吸烟者慢性支气管炎的患病率比不吸烟者高 2~8 倍，烟龄越长，吸烟量越大，COPD 患病率越高。烟草中含焦油、尼古丁和氢氰酸等化学物质，可损伤气道上皮细胞和纤毛运动，促使支气管黏液腺和杯状细胞增生肥大，黏液分泌增多，气道净化能力下降。还可使氧自由基增多，诱导中性粒细胞释放蛋白酶，破坏肺弹力纤维，诱发肺气肿。

2. 职业粉尘和化学物质

接触职业粉尘及化学物质，如烟雾、变应原、工业废气及室内空气污染等，浓度过高或时间过长，均可能产生与吸烟类似的 COPD。

3. 空气污染

大气中的有害气体如二氧化硫、二氧化氮、氯气等可损伤气道黏膜上皮，使纤毛清除功能下降，黏液分泌增加，为细菌感染增加机会。

4. 感染因素

感染也是 COPD 发生发展的重要因素之一。病毒感染以流感病毒、鼻病毒、腺病毒和呼吸道合胞病毒为常见。细菌感染常继发于病毒感染，常见病原体为肺炎链球菌、流感嗜血杆菌、卡他莫拉菌和葡萄球菌等。这些感染因素造成气管、支气管黏膜的损伤和慢性炎症。

5. 蛋白酶—抗蛋白酶失衡

蛋白水解酶对组织有损伤、破坏作用；抗蛋白酶对弹性蛋白酶等多种蛋白酶具有抑制功能，其中 α 抗胰蛋白酶是活性最强的一种。蛋白酶增多或抗蛋白酶不足均可导致组织结构破坏并产生肺气肿。吸入有害气体、有害物质可以导致蛋白酶产生增多或活性增强，而抗蛋白酶产生减少或灭活加快；同时氧化应激、吸烟等危险因素也可以降低抗蛋白酶的活性。先天性 α 抗胰蛋白酶缺乏，多见于北欧血统的个体，我国尚未见正式报道。

6. 氧化应激

有许多研究表明 COPD 患者的氧化应激增加。氧化物主要有超氧阴离子(具有很强的氧化性和还原性，过量生成可致组织损伤，在体内主要通过超氧歧化酶清除)、羟根（OH^-）、次氯酸（HClO）和一氧化氮（NO）等。氧化物可直接作用并破坏许多生化大分子如蛋白质、脂质和核酸等，导致细胞功能障碍或细胞死亡，还可以破坏细胞外基质；引起蛋白酶—抗蛋白酶失衡；促进炎症反应，如激活转录因子，参与多种炎症因子的转录，如 IL-8、TNF-α、NO 诱导合成酶和环氧化物诱导酶等。

7. 炎症机制

气道、肺实质及肺血管的慢性炎症是 COPD 的特征性改变，中性粒细胞、巨噬细胞、T 淋巴细胞等炎症细胞均参与 COPD 发病过程。中性粒细胞的活化和聚集是 COPD 炎症过程的一个重要环节，通过释放中性粒细胞弹性蛋白酶、中性粒细胞组织蛋白酶 G、中性粒细胞蛋白酶 3 和基质金属蛋白酶引起慢性黏液高分泌状态并破坏肺实质。

8. 其他

如自主神经功能失调、营养不良、气温变化等都有可能参与 COPD 的发生、发展。

二、临床表现

（一）症状

COPD 起病缓慢、病程较长。主要症状如下。

1. 慢性咳嗽

咳嗽时间持续 3 周以上，随病程发展可终身不愈。常晨间咳嗽明显，夜间有阵咳或排痰。

2. 咳痰

一般为白色黏液或浆液性泡沫性痰，偶可带血丝，清晨排痰较多。急性发作期痰量增多，可有脓性痰。

3. 气短或呼吸困难

早期在劳动时出现，后逐渐加重，以致在日常活动甚至休息时也感到气短，是 COPD 的标志性症状。

4. 喘息和胸闷

部分患者特别是重度患者或急性加重时支气管痉挛而出现喘息。

5. 其他

晚期患者有体重下降、食欲减退等症状。

（二）体征

早期体征可无异常，随疾病进展出现以下体征。

1. 视诊

胸廓前后径增大，肋间隙增宽，剑突下胸骨下角增宽，称为桶状胸。部分患者呼吸变浅、频率增快，严重者可有缩唇呼吸等症状。

2. 触诊

双侧语颤减弱。

3. 叩诊

肺部过清音，心浊音界缩小，肺下界和肝浊音界下降。

4. 听诊

两肺呼吸音减弱，呼气延长，部分患者可闻及湿啰音和（或）干啰音。

（三）并发症

1. 慢性呼吸衰竭

常在 COPD 急性加重时发生，其症状明显加重，发生低氧血症和（或）高碳酸血症，可有缺氧和二氧化碳潴留的临床表现。

2. 自发性气胸

如有突然加重的呼吸困难，并伴有明显的发绀，患侧肺部叩诊为鼓音，听诊呼吸音减弱或消失，应考虑并发自发性气胸，通过 X 线检查可以确诊。

3. 慢性肺源性心脏病

由于 COPD 肺病变引起肺血管床减少及缺氧致肺动脉痉挛、血管重塑，导致肺动脉高压、右心室肥厚扩大，最终发生右心功能不全。

三、辅助检查

1. 肺功能检查

这是判断气流受限的主要客观指标，对 COPD 诊断、严重程度评价，疾病进展、预后及治疗反应等有重要意义。吸入支气管舒张药后第一秒用力呼气容积占用力肺活量百分比（FEV_1/FVC）<70%及 FEV_1<80%预计值者，可确定为不能完全可逆的气流受限。肺总量（TLC）、功能残气量（FRC）和残气量（RV）增高，肺活量（VC）降低，表明肺过度充气，有参考价值。由于 TLC 增加不及 RV 增高程度明显，故 RV/TLC 增高大于 40%有临床意义。

2. 胸部影像学检查

X 线胸片改变对 COPD 诊断特异性不高，早期可无变化，以后可出现肺纹理增粗、紊乱等非特异性改变，也可出现肺气肿改变。高分辨率胸部 CT 检查对有疑问病例的鉴别诊断有一定意义。

3. 血气检查

对确定发生低氧血症、高碳酸血症、酸碱平衡失调以及判断呼吸衰竭的类型有重要价值。

4. 其他检查

COPD 合并细菌感染时，外周血白细胞增高，核左移。痰培养可能查出病原菌，常见病原菌为肺炎链球菌、流感嗜血杆菌、卡他莫拉菌、肺炎克雷伯杆菌等。

四、诊断

1. 诊断依据

主要根据吸烟等高危因素史、临床症状、体征及肺功能检查等综合分析确定诊断。不完全可逆的气流受限是 COPD 诊断的必备条件。

2. 临床分级

根据 FEV_1/FVC、FEV_1% 预计值和症状可对 COPD 的严重程度做出分级（表 2-1）。

表 2-1　COPD 的临床严重程度分级

分级	临床特征
Ⅰ级（轻度）	FEV_1/FVC<70%
	FEV_1 ≥80%预计值
Ⅱ级（中度）	伴或不伴有慢性症状（咳嗽、咳痰）
	FEV_1/FVC<70%

续 表

分级	临床特征
Ⅲ级（重度）	$50\% \leq FEV_1 < 80\%$ 预计值 常伴有慢性症状（咳嗽、咳痰、活动后呼吸困难） $FEV_1/FVC < 70\%$
Ⅳ级（极重度）	$30\% \leq FEV_1 < 50\%$ 预计值 多伴有慢性症状（咳嗽、咳痰、呼吸困难），反复出现急性加重 $FEV_1/FVC < 70\%$ $FEV_1 < 30\%$ 预计值或 $FEV_1 < 50\%$ 预计值 伴慢性呼吸衰竭，可合并肺心病及右心功能不全或衰竭

3. COPD 病程分期

（1）急性加重期。指在慢性阻塞性肺疾病过程中，短期内咳嗽、咳痰、气短和（或）喘息加重，痰量增多，呈脓性或黏液脓性，可伴发热等症状。

（2）稳定期。指患者咳嗽、咳痰、气短等症状稳定或症状较轻。

五、治疗

（一）稳定期治疗

1. 去除病因

教育和劝导患者戒烟；因职业或环境粉尘、刺激性气体所致者，应脱离污染环境。接种流感疫苗和肺炎疫苗可预防流感和呼吸道细菌感染，避免它们引发的急性加重。

2. 药物治疗

主要是支气管舒张药，如 β_2 肾上腺素受体激动剂、抗胆碱能药、茶碱类和祛痰药、糖皮质激素，以平喘、祛痰，改善呼吸困难症状，促进痰液排泄。某些中药具有调理机体状况的作用，可予辨证施治。

3. 非药物治疗

（1）长期家庭氧疗（LTOT）。长期氧疗对 COPD 合并慢性呼吸衰竭患者的血流动力学、呼吸生理、运动耐力和精神状态产生有益影响，可改善患者生活质量，提高生存率。

1）氧疗指征（具有以下任何一项）。①静息时，$PaO_2 \leq 55$ mmHg 或 $SaO_2 <$ 88%，有或无高碳酸血症。②56 mmHg $\leq PaO_2 < 60$ mmHg，$SaO_2 < 89\%$ 伴下述之一：继发红细胞增多（血细胞比容>55%）；肺动脉高压（平均肺动脉压

$\geq$25 mmHg)；右心功能不全导致水肿。

2）氧疗方法。一般采用鼻导管吸氧，氧流量为 1.0~2.0 L/min，吸氧时间大于每日 15 小时，使患者在静息状态下，达到 $PaO_2 \geq 60$ mmHg 和（或）使 SaO_2 升至 90%以上。

（2）康复治疗。康复治疗适用于中度以上 COPD 患者。其中呼吸生理治疗包括正确咳嗽、排痰和缩唇呼吸等；肌肉训练包括全身性运动及呼吸肌锻炼，如步行、踏车、腹式呼吸锻炼等；科学的营养支持与加强健康教育也为康复治疗的重要方面。

（二）急性加重期治疗

最多见的急性加重原因是细菌或病毒感染，根据病情严重程度决定门诊或住院治疗。治疗方法为抗感染、平喘、祛痰、低流量持续吸氧。

六、主要护理诊断/问题

1. 气体交换受损

与呼吸道阻塞、呼吸面积减少引起通气和换气功能受损有关。

2. 清理呼吸道无效

与呼吸道炎症、阻塞、痰液过多有关。

3. 营养失调，低于机体需要量

与长期咳痰、呼吸困难致食欲下降或感染机体代谢加快有关。

4. 焦虑

与日常活动时供氧不足、疲乏以及经济支持不足有关。

5. 活动无耐力

与疲劳、呼吸困难有关。

七、护理措施

1. 气体交换受损护理

与呼吸道阻塞、呼吸面积减少引起通气和换气功能受损有关。

（1）休息与体位。保持病室内环境安静、舒适，温度 20~22 ℃，湿度 50%~60%。卧床休息，协助患者生活需要以减少氧耗。明显呼吸困难者摇高床头，协助身体前倾位，以利于辅助呼吸肌参与呼吸。

（2）病情观察。监测患者的血压、呼吸、脉搏、意识状态、血氧饱和度，观察患者咳嗽、咳痰情况，痰液的量、颜色及形状，呼吸困难有无进行性加重等。

（3）有效氧疗。COPD 氧疗一般主张低流量低浓度持续吸氧。对患者加强正确的氧疗指导，避免氧浓度过高或过低而影响氧疗效果。氧疗装置定期更换、清洁、消毒。急性加重期发生低氧血症者可鼻导管吸氧或通过文丘里面罩吸氧。鼻导管给氧时，吸入的氧浓度与给氧流量有关，估算公式为吸入氧浓度（%）= 21+4×氧流量（L/min）。一般吸入氧浓度为28%~30%，应避免吸入氧浓度过高引起二氧化碳潴留。

（4）呼吸功能锻炼。在病情允许的情况下指导患者进行，以加强胸、膈呼吸肌肌力和耐力，改善呼吸功能。

1）缩唇呼吸。目的是增加气道阻力，防止细支气管由于失去放射牵引和胸内高压引起的塌陷，以利于肺泡通气。方法：患者取端坐位，双手扶膝，舌尖放在下颌牙齿内底部，舌体略弓起靠近上颌硬腭、软腭交界处，以增加呼气时气流阻力，口唇缩成“吹口哨”的嘴形。吸气时闭嘴用鼻吸气，呼气时缩唇，慢慢轻轻呼出气体，吸气与呼气之比为1 ∶ 2，慢慢呼气达到1 ∶ 4。吸气时默数1、2，呼气时默数1、2、3、4。缩唇口型大小以能使距嘴唇15~20 cm处蜡烛火焰随气流倾斜但不熄灭为度。呼气是腹式呼吸组成部分，应配合腹式呼吸锻炼。每日3~4次，每次15~30分钟。

2）腹式呼吸。目的为锻炼膈肌，增加肺活量，提高呼吸耐力。方法：根据病情采取合适体位，初学者以半卧位为宜。

仰卧位的腹式呼吸。让患者髋关节、膝关节轻度屈曲，全身处于舒适的体位。患者一手放在腹部上，另一手放在上胸部，此时治疗师的手与患者的手重叠放置，进行缩唇呼吸。精神集中，让患者在吸气和呼气时感觉手的变化，吸气时治疗师发出指令让患者放置于腹部的手轻轻上抬，治疗师在呼气结束时快速地徒手震动并对横膈膜进行伸张，以促进呼吸肌的收缩。此训练是呼吸系统物理治疗的基础，要对患者进行充分的指导，训练的时间每次5~10分钟，训练的效果随次数增加显现。训练时注意：①把握患者的呼吸节律，顺应患者的呼吸节律进行呼吸指导可避免加重患者呼吸困难程度；②开始时不要进行深呼吸，腹式呼吸不是腹式深呼吸，在开始时期指导患者进行集中精力的深呼吸，可加重患者的呼吸困难；腹式呼吸的指导应在肺活量1/3~2/3通气量的程度上进行练习，应理解腹式深呼吸是充分的腹式呼吸；③应了解横膈的活动，横膈在吸气时向下方运动，腹部上升，了解横膈的活动易理解腹式呼吸。

坐位的腹式呼吸。坐位腹式呼吸的基础是仰卧位的腹式呼吸。患者采用的体位是坐在床上或椅子上足跟着地，让患者的脊柱伸展并保持尽量前倾坐位。患者一手放在膝外侧支撑体重，另一手放在腹部。治疗师一手放在患者的颈部，触及斜角肌的收缩；另一手放在患者的腹部，感受横膈的收缩。这样能够发现患者突然出现的意外和不应出现的胸式呼吸。正确的腹式呼吸是吸气时横膈膜开始收缩，然后斜角肌等呼吸辅助肌使收缩扩大，呼气时吸气肌放松处于迟缓状态。

立位的腹式呼吸。手法如下：患者用单手扶床栏或扶手支撑体重，上半身取前倾位，治疗师按照坐位的腹式呼吸指导法指导患者训练。

（5）用药护理。按医嘱给予支气管舒张气雾剂、抗生素等药物，并注意用药后的反应。应用氨茶碱后，患者在 21 日出现心率增快的症状，停用氨茶碱加用倍他乐克减慢心率治疗后好转。

2. 清理呼吸道无效护理

与呼吸道炎症、阻塞、痰液过多有关。

（1）减少尘埃与烟雾刺激，避免诱因，注意保暖。

（2）补充水分。饮水（保持每日饮水 1.5~2 L 以上）、雾化吸入（每日 2 次，每次 20 分钟）及静脉输液，有利于痰液的稀释而便于咳出。

（3）遵医嘱用药，口服及静滴沐舒坦祛痰，静滴氨茶碱扩张支气管。

（4）注意无菌操作，加强口腔护理。

（5）定时巡视病房，加强翻身、叩背、吸痰。指导患者进行深呼吸和有效的咳嗽咳痰，定期（每 2 小时）进行数次随意的深呼吸（腹式呼吸），吸气末屏气片刻，然后进行咳嗽；嘱患者经常变换体位以利于痰液咳出，保证呼吸道通畅，防止肺不张等并发症。

3. 焦虑护理

与日常活动时供氧不足、疲乏以及经济支持不足有关。

（1）入院时给予热情接待，注意保持病室的整洁、安静，为患者创造一个舒适的周围环境。

（2）鼓励家属陪伴，给患者心理上带来慰藉和亲切感，消除患者的焦虑。

（3）随时了解患者的心理状况，多与其沟通，讲解本病有关知识及预后情况，使患者对疾病有一定的了解，说明不良情绪对病情有害无利，积极配合会取得良好的效果。

（4）加强病房巡视，在患者夜间无法入睡时适当给予镇静治疗。

4. 营养失调，营养低于机体需要量护理

与长期咳痰、呼吸困难致食欲下降或感染机体代谢加快有关。

（1）评估营养状况并了解营养失调原因，宣传饮食治疗的意义和原则。

（2）制订适宜的饮食计划，呼吸困难可使热量和蛋白质消耗增加，因此应制订高热量、高蛋白、高维生素的饮食计划，不能进食或输注过多的糖类，以免产生大量二氧化碳，加重通气负担。改善患者进食环境，鼓励患者进食。少量多餐，进软食，细嚼慢咽，避免摄入易产气食物。

(3) 便秘者给予高纤维素食物和水果，有心力衰竭或水肿者应限制水钠的摄入。

(4) 必要时从静脉补充营养。

5. 健康教育

(1) COPD 的预防主要是避免发病的高危因素、急性加重的诱发因素以及增强机体免疫力。戒烟是预防 COPD 的重要措施，也是最简单易行的措施，在疾病的任何阶段戒烟都有益于防止 COPD 的发生和发展。

(2) 控制职业和环境污染，减少有害气体或有害颗粒的吸入，可减轻气道和肺的异常炎症反应。

(3) 积极防治婴幼儿和儿童期的呼吸系统感染，可能有助于减少其后 COPD 的发生。流感疫苗、肺炎链球菌疫苗、细菌溶解物、卡介菌多糖核酸等对防止 COPD 患者反复感染可能有益。

(4) 指导患者进行呼吸功能锻炼，防寒保暖，锻炼身体，增强体质，提高机体免疫力。

(5) 对于有 COPD 高危因素的人群，应定期进行肺功能监测，以尽可能早期发现 COPD 并及时予以干预。

第三节　急性呼吸窘迫综合征

急性呼吸窘迫综合征（ARDS）是多种原因引起的急性呼吸衰竭。ARDS 不是独立的疾病，是多种疾病的一种严重并发症。ARDS 晚期多诱发或合并多脏器功能障碍综合征，甚至多脏器功能衰竭（MOF），病情凶险，预后恶劣，病死率高达 50%~70%。

一、病因

休克、创伤、淹溺、严重感染、吸入有毒气体、药物过量、尿毒症、糖尿病酮症酸中毒、弥散性血管内凝血、体外循环等原因均可导致 ARDS。

二、临床表现

ARDS 通常发生于原发疾病或损伤起病后 24~48 小时内。最初的症状为气促，伴有呼吸浅快，肺部可有湿啰音或哮鸣音。患者皮肤可见花斑状或青紫。随着病情的进展，出现呼吸窘迫，吸气费力，发绀，烦躁不安，动脉血氧分压（PaO_2）明显降低，二氧化碳分压（$PaCO_2$）降低症状。如病情继续恶化，呼吸窘迫和发绀继续加重，可出现酸中毒、MOF 甚至死亡的情况。凡存在可能引起 ARDS 的各种基础疾病或诱因，一旦出现呼吸改变或血气异常的情况，均应警惕有 ARDS 发生的可能。

三、治疗

治疗原则是改善换气功能、纠正缺氧、及时去除病因、控制原发病等。ARDS 治疗的关键在于原发病及其病因，包括氧疗、机械通气等呼吸支持治疗，输新鲜血、利尿维持适宜的血容量，根据病因早期应用肾上腺皮质激素，纠正酸碱和电解质平衡紊乱，营养支持及体位治疗。

四、护理

在救治 ARDS 过程中，精心护理是抢救成功的重要环节。护士应做到及早发现病情，迅速协助医生采取有力的抢救措施。密切观察患者生命体征，做好各项记录，准确完成各种治疗，备齐抢救器械和药品，防止机械通气和气管切开的并发症。

1. 护理目标

（1）及早发现 ARDS 的迹象，及早有效地协助抢救。维持患者生命体征稳定，挽救其生命。

（2）做好人工气道的管理，维持患者最佳气体交换，改善低氧血症，减少机械通气并发症。

（3）采取俯卧位通气护理，缓解肺部压迫，改善心脏灌注。

（4）积极预防感染等各种并发症，提高救治成功率。

（5）加强基础护理，增加患者舒适感。

（6）减轻患者心理不适，使其配合治疗，保持平静。

2. 护理措施

（1）及早发现病情变化。

ARDS 通常在疾病或严重损伤的最初 24～48 小时内发生。患者首先出现呼吸困难，通常呼吸浅快。吸气时可存在肋间隙和胸骨上窝凹陷。皮肤可出现发绀和斑纹，吸氧不能使之改善。

护士发现上述情况要高度警惕，及时报告医生，进行动脉血气和胸部 X 线等相关检查。一旦诊断可能是 ARDS，应立即积极治疗。若没有机械通气的相应措施，应尽早转至有条件的医院。患者转运过程中应有专职医生和护士陪同，并准备必要的抢救设备，氧气必不可少。若有指征行机械通气治疗，可以先行气管插管后转运。

（2）迅速做好监测。

迅速连接监测仪，密切监护心率、心律、血压等生命体征，尤其是呼吸的频率、节律、深度及血氧饱和度等。观察患者意识、发绀情况、末梢温度等。注意有无呕血、排黑便等消化道出血的表现。

（3）氧疗和机械通气的护理。

治疗 ARDS 最紧迫的问题在于纠正顽固性低氧，改善呼吸困难，为治疗基础疾病赢得时间。需要对患者实施氧疗甚至机械通气。

严密监测患者呼吸情况及缺氧症状。若单纯面罩吸氧不能维持满意的血氧饱和度，应予辅助通气。首先可尝试采用经面罩持续气道正压吸氧等无创通气，但大多需要机械通气吸入氧气。遵医嘱给予高浓度氧气吸入或使用呼气末正压呼吸（PEEP）并根据动脉血气分析值的变化调节氧浓度。

使用 PEEP 时应严密观察，防止患者出现气压伤。PEEP 是在呼气终末时给予气道以一恒定正压使之不能回复到大气压的水平。可以增加肺泡内压和功能残气量改善氧合，防止呼气使肺泡萎陷，增加气体分布和交换，减少肺内分流，从而提高 PaO_2。由于 PEEP 使胸腔内压升高，静脉回流受阻，致心搏减少，血压下降，严重时可引起循环衰竭，另外正压过高，肺泡过度膨胀、破裂有导致气胸的危险，所以在监护过程中应注意 PEEP 观察患者有无心率增快、突然胸痛、呼吸困难加重等相关症状，发现异常应立即调节 PEEP 压力并报告医生处理。

帮助患者采取有利于呼吸的体位，如端坐位或高枕卧位。

人工气道的管理有以下 5 个方面。

1）妥善固定气管插管，观察气道是否通畅，定时对比听诊双肺呼吸音。经口插管者要固定好牙垫，防止阻塞气道。每班检查并记录导管刻度，观察有无脱出或误入一侧主支气管。套管固定松紧适宜，以能放入一指为准。

2）气囊充气适量。充气过少易产生漏气，充气过多可压迫气管黏膜导致气管食管瘘，可以采用最小漏气技术，用来减少并发症的发生。方法：用 10 mL 注射器将气体缓慢注入，直至在喉及气管部位听不到漏气声，每次向外抽出气体 0.25～0.5 mL，至吸气压力到达峰值时出现少量漏气为止，再注入 0.25～0.5 mL气体，此时气囊容积为最小封闭容积，气囊压力为最小封闭压力，记录注气量。观察呼吸机上气道峰压是否下降及患者能否发音说话，长期机械通气患者要观察气囊有无破损、漏气现象。

3）保持气道通畅。严格无菌操作，按需适时吸痰。过多反复抽吸会刺激黏膜，使分泌物增加。先吸气道再吸口腔、鼻腔，吸痰前给予充分气道湿化，翻身叩背，吸纯氧 3 分钟，吸痰管最大外径不超过气管导管内径的 1/2，迅速插吸痰管至气管插管，感到阻力后撤回吸痰管 1~2 cm，打开负压边后退边旋转吸痰管，吸痰时间不应超过 15 秒。吸痰后密切观察痰液的颜色、性状、量及患者心率、心律、血压和血氧饱和度的变化，一旦出现心律失常和呼吸窘迫，立即停止吸痰，给予吸氧。

4）用加温湿化器对吸入气体进行湿化，根据病情需要加入盐酸氨溴索、异丙托溴铵等，每日 3 次雾化吸入。湿化满意标准为痰液稀薄、无泡沫、不附壁，能顺利吸出。

5）呼吸机使用过程中注意电源插头要牢固，不要与其他仪器共用一个插座；机器外部要保持清洁，上端不可放置液体；开机使用期间定时倒掉管道及集水瓶内的积水，集水瓶安装要牢固；定时检查管道是否漏气，有无打折，压缩机工作是否正常。

（4）维持有效循环，维持出入量轻度负平衡。

循环支持治疗的目的是恢复和提供充分的全身灌注，保证组织的灌流和氧供，促进受损组织的恢复。在能保持酸碱平衡和肾功能前提下达到最低水平的血管内容量。

1）护士应迅速帮助完成该治疗目标。选择大血管，建立 2 个以上的静脉通道，正确补液，改善循环血容量不足。

2）严格记录出入量、每小时尿量。出入量管理的目标是在保证血容量、血压稳定前提下，24 小时出量大于入量 500~1 000 mL，利于肺内水肿液的消退。充分补充血容量后，护士遵医嘱给予利尿剂，消除肺水肿。观察患者对治疗的反应。

（5）俯卧位通气护理。

由仰卧位改变为俯卧位，可使 75% ARDS 患者的氧合改善。可能与血流重新分布，改善背侧肺泡的通气，使部分萎陷肺泡再膨胀达到“开放肺”的效果有关。随着通气/血流比例的改善进而改善氧合。但存在血流动力学不稳定、颅内压增高、脊柱外伤、急性出血、骨科手术、近期腹部手术、妊娠等禁忌实施俯卧位。

1）患者发病 24~36 小时后取俯卧位，翻身前给予纯氧吸入 3 分钟。预留足够的管路长度，注意防止气管插管过度牵拉致脱出。

2）为减少特殊体位给患者带来的不适，用软枕垫高头部 15°~30°，嘱患者双手放在枕上，并在髋、膝、踝部放软枕，每 1~2 小时更换 1 次软枕的位置，每 4 小时更换 1 次体位，同时考虑患者的耐受程度。

3）注意血压变化，因俯卧位时支撑物放置不当，可使腹压增加，下腔静脉回流受阻而引起低血压，必要时在翻身前提高吸氧浓度。

4）注意安全，防止坠床。

（6）预防感染的护理。

1）注意严格无菌操作，每日更换气管插管切口敷料，保持局部清洁干燥，预防或消除继发感染。

2）加强口腔及皮肤护理，以防护理不当而加重呼吸道感染及发生压疮。

3）密切观察体温变化，注意呼吸道分泌物的情况。

（7）心理护理，减轻恐惧，增加心理舒适度。

1）评估患者的焦虑程度，指导患者学会自我调整心理状态，调控不良情绪。主动向患者介绍环境，解释治疗原则，解释机械通气、监测及呼吸机的报警系统，尽量消除患者的紧张感。

2）耐心向患者解释病情，对患者提出的问题要给予明确、有效和积极的信息，消除心理紧张和顾虑。

3）护理患者时保持冷静和耐心，表现出自信和镇静。

4）如果患者由于呼吸困难或人工通气不能讲话，可提供纸笔或以手势与患者交流。

5）加强巡视，了解患者的需要，帮助患者解决问题。

6）帮助并指导患者及家属应用松弛疗法、按摩等。

（8）营养护理。

ARDS患者处于高代谢状态，应及时补充热量和高蛋白、高脂肪营养物质。能量的摄取既应满足代谢的需要，又应避免糖类的摄取过多，蛋白摄取量一般为每日1.2~1.5 g/kg。

尽早采用肠内营养，协助患者取半卧位，充盈气囊，证实胃管在胃内后，用加温器和输液泵匀速泵入营养液。若有肠鸣音消失或胃潴留，暂停鼻饲，给予胃肠减压。一般留置5~7日后拔除，更换到对侧鼻孔，以减少鼻窦炎的发生。

五、健康教育

在疾病的不同阶段，根据患者的文化程度做好有关知识的宣传和教育，让患者了解病情的变化过程。

（1）提供舒适安静的环境以利于患者休息，指导患者正确卧位休息，讲解由仰卧位改变为俯卧位的意义，尽可能减少特殊体位给患者带来的不适。

（2）向患者解释咳嗽、咳痰的重要性，指导患者掌握有效咳痰的方法，鼓励并协助患者咳嗽，排痰。

（3）指导患者自己观察病情变化，如有不适及时通知医护人员。

（4）嘱患者严格按医嘱用药，按时服药，不要随意增减药物剂量及种类。服药过程中需密切观察患者用药后反应，以指导用药剂量。

（5）出院指导。指导患者出院后仍以休息为主，活动量要循序渐进，注意劳逸结合。此外，患者病后生活方式的改变需要家人的积极配合和支持，应指导患者家属给患者创造一个良好的身心休养环境。出院后 1 个月内来院复查 1~2 次，出现情况随时来院复查。

第三章

循环系统疾病的护理

第一节　心力衰竭

一、概述

心力衰竭是由于各种心脏疾病导致心功能不全的临床综合征。心力衰竭通常伴有肺循环和（或）体循环的充血，故又称为充血性心力衰竭。

心功能不全分为无症状和有症状两个阶段，无症状阶段是有心室功能障碍的客观指标如射血分数降低，但无充血性心力衰竭的临床症状，如果不积极治疗，将会发展成有症状的心功能不全。

（一）临床类型分类

1. 根据发展速度分类

按心力衰竭发展速度可分为急性和慢性两种，以慢性居多。急性心力衰竭常因急性的严重心肌损害或突然心脏负荷加重，使心排血量在短时间内急剧下降，甚至丧失排血功能。临床以急性左侧心力衰竭为常见，表现为急性肺水肿、心源性休克。

慢性心力衰竭病程中常有代偿性心脏扩大、心肌肥厚和其他代偿机制参与的缓慢的发展过程。

2. 根据发生部位分类

按心力衰竭发生的部位可分为左心、右心和全心衰竭。左侧心力衰竭临床上较常见，是指左心室代偿功能不全而发生的，以肺循环淤血为特征的心力衰竭。

右侧心力衰竭是以体循环淤血为主要特征的心力衰竭，临床上多见于肺源性心脏病、先天性心脏病、高血压、冠心病等。

全心衰竭常是左侧心力衰竭使肺动脉压力增高，加重右心负荷，长此以往，右心功能下降、衰竭，即表现出全心功能衰竭症状。

3. 根据功能障碍分类

按有无舒缩功能障碍又可分为收缩性和舒张性心力衰竭。收缩性心力衰竭是指心肌收缩力下降，心排血量不能满足机体代谢的需要，器官、组织血液灌注不足，同时出现肺循环和（或）体循环淤血表现。

舒张性心力衰竭见于心肌收缩力没有明显降低，心排血量维持正常，心室舒张功能障碍以致左心室充盈压增高，使肺静脉回流受阻，而导致肺循环淤血。

（二）心力衰竭分期

心力衰竭的分期可以从临床上判断心力衰竭的不同时期，从预防着手，在疾病源头上给予干预，减少和延缓心力衰竭的发生，减少心力衰竭的发展和死亡。心力衰竭分为四期。

A 期：心力衰竭高危期，无器质性心脏或心力衰竭症状，如患者有高血压、代谢综合征、心绞痛，服用心肌毒性药物等，均可发展为心力衰竭。

B 期：有器质性心脏病如心脏扩大、心肌肥厚、射血分数降低，但无心力衰竭症状。

C 期：有器质性心脏，病程中有过心力衰竭的症状。

D 期：需要特殊干预治疗的难治性心力衰竭。

心力衰竭的分期在病程中是不能逆转的，只能停留在某一期或向前发展，只有在 A 期对高危因素进行有效治疗，才能减少心力衰竭发生，在 B 期进行有效干预，可以延缓发展到有临床症状的心力衰竭。

（三）心功能分级

1. 根据患者主观症状和活动能力分级。

Ⅰ级：患者表现为体力活动不受限制，一般活动不出现疲乏、心悸、心绞痛或呼吸困难等症状。

Ⅱ级：患者表现为体力活动轻度受限制，休息时无自觉症状，但日常活动可引起气急、心悸、心绞痛或呼吸困难等症状。

Ⅲ级：患者表现为体力活动明显受限制，稍事活动可有气急、心悸等症状，有脏器轻度淤血体征。

Ⅳ级：患者表现为体力活动重度受限制，休息状态也有气急、心悸等症状，体力活动后加重，有脏器重度淤血体征。

此分级方法的优点是简便易行，缺点是仅凭患者主观感觉，常有患者症状与客观检查有差距，患者个体之间差异比较大。

2. 根据客观评价指标分级。

A 级：无心血管疾病的客观依据。

B 级：有轻度心血管疾病的客观依据。

C 级：有中度心血管疾病的客观依据。

D 级：有重度心血管疾病的客观依据。

此分级方法对于轻、中、重度的标准没有具体的规定，需要临床医师主观判断。但结合第一个根据患者主观症状和活动能力进行分级的方案，是能弥补第一分级方案的主观症状与客观指标分离情况的。如患者心脏超声检查提示轻度主动脉瓣狭窄，但没有体力活动受限制的情况，联合分级定为Ⅰ级 B。又如患者体力活动时有心悸、气急症状，但休息症状缓解，心脏超声检查提示左心室射血分数（LVEF）为<35%，联合分级定为Ⅱ级 C。

3. 根据 6 分钟步行试验分级

要求患者 6 分钟之内在平直走廊尽可能地快走，测定其所步行的距离，若 6 分钟步行距离<150 m，表明为重度心功能不全，150～425 m 为中度，426～550 m为轻度。

此试验简单易行、安全、方便，用于评定慢性心力衰竭患者的运动耐力，评价心脏储备能力，也常用于评价心力衰竭治疗的效果。

二、慢性心力衰竭

慢性心力衰竭是多数心血管疾病的终末阶段，也是主要的死亡原因。心力衰竭是一种复杂的临床综合征，特定的症状是呼吸困难和乏力，特定的体征是水肿，这些情况可造成器官功能障碍，影响生活质量。心脏收缩功能障碍的主要指标左心室射血分数下降，一般<40%；而心脏舒张功能障碍的患者左心室射血分数相对正常，通常心脏无明显扩大，但有心室充盈指标受损的情况。

我国引起慢性心力衰竭的基础心脏病的构成比与过去有所不同，过去我国以风湿性心脏病为主，近年来其所占比例趋于下降，而冠心病、高血压所占比例明显上升。

（一）病因与发病机制

1. 病因

各种原因引起的心肌、心瓣膜、心包或冠状动脉、大血管的结构损害，导致心脏容量负荷或压力负荷过重均可造成慢性心力衰竭。

冠心病、高血压、瓣膜病和扩张性心肌病是主要的病因；心肌炎、肾炎、先天性心脏病是较常见的病因；而心包疾病、贫血、甲状腺功能亢进与减退症、脚气病、心房黏液瘤、动脉—静脉瘘、心脏肿瘤和结缔组织病、高原病及少见的内分泌病等，是比较少见而易被忽视的病因。

2. 诱因

（1）感染。感染是最主要的诱因，最常见的是呼吸道感染，其次是风湿热，在幼儿患者中风湿热占首位。女性患者泌尿系统感染的诱发也常见，感染性心内膜炎、全身感染均是诱发因素。

（2）心律失常，特别是快速心律失常，如房颤等。

（3）生理、心理压力过大，如劳累过度、情绪激动、精神紧张。

（4）血容量增加：液体摄入过多过快、高钠饮食。

（5）妊娠与分娩。

（6）其他：大量失血、贫血；各种原因引起的水、电解质、酸碱平衡紊乱；某些药物应用不当等。

3. 发病机制

慢性心力衰竭的发病机制是很复杂的过程，心脏功能大致经过代偿期和失代偿期。

（1）心力衰竭代偿期。

心脏受损初始引起机体短期的适应性和代偿性反应，启动了 Frank-Starling 机制，增加心脏的前负荷，使心回血量增加，心室舒张末容积增加，心室扩大，心肌收缩力增强，而心排血量基本正常或相对正常。

机体的适应性和代偿性反应，激活交感神经—体液系统，交感神经兴奋性增强，增强心肌收缩力并提高心率，以增加心排血量，但同时机体周围血管收缩，增加心脏后负荷，心肌增厚，心率加快，心肌耗氧量加大。

心脏功能下降，心排血量降低、肾素—血管紧张素—醛固酮系统也被激活，代偿性增加血管阻力和潴留水、钠，以维持灌注压；交感神经兴奋性增加，同时激活神经—内分泌细胞因子如心钠素、血管升压素、缓激肽等，参与调节血管舒缩，排钠利尿，对抗由于交感神经兴奋和肾素—血管紧张素—醛固酮系统激活造成的水钠潴留效应。在多因素作用下共同维持机体血压稳定，保证重要脏器的灌注。

（2）心力衰竭失代偿期。

长期、持续的交感神经和肾素—血管紧张素—醛固酮系统高兴奋性，多种内源性的神经激素和细胞因子的激活与失衡，又造成继发心肌损害，持续性心脏扩大、心肌肥厚，使心肌耗氧量增加，加重心肌的损伤。神经—内分泌系统活性不断增加，加重血流动力学紊乱，损伤心肌细胞，导致心排血量不足，出现心力衰竭症状。

（3）心室重构。

所谓的心室重构，就是在心脏扩大、心肌肥厚的过程中，心肌细胞、胞外基质、胶原纤维网等均有相应变化，左心室结构、形态、容积和功能发生一系列变化。研究表明，心力衰竭发生发展的基本机制就是心室重构。由于基础病的不同、进展情况不同和各种代偿机制的复杂作用，有些患者心脏扩大、肥厚已很明显，但临床可无心力衰竭表现。但如基础病病因不能除，随着时间的推移，心室重构的病理变化可不断发展，心力衰竭必然会出现。

从代偿到失代偿，除了因为代偿能力限度、代偿机制中的负面作用外，心肌细胞的能量供应和利用障碍导致心肌细胞坏死、纤维化也是重要因素。

心肌细胞的减少使心肌收缩力下降，又因纤维化的增加使心室的顺应性下降，心室重构更趋明显，最终导致不可逆的心肌损害和心力衰竭。

（二）临床表现

慢性心力衰竭早期可以无症状或仅出现心动过速、面色苍白、出汗、疲乏和活动耐力减低症状等。

1. 左侧心力衰竭

（1）症状。

1）呼吸困难。①劳力性呼吸困难是最早出现的呼吸困难症状，因为体力活动会使回心血量增加，左心房压力升高，肺瘀血加重。开始仅在剧烈活动或体力劳动后出现症状，休息后缓解，随着肺瘀血加重，逐渐发展到更轻活动后，甚至休息时，也出现呼吸困难。②夜间阵发性呼吸困难是左侧心力衰竭早期最典型的表现，又称为“心源性哮喘”。其是由于平卧血液重新分布使肺血量增加，夜间迷走神经张力增加，小支气管收缩，膈肌位高，肺活量减少所致。典型表现是患者熟睡 1~2 小时，突然憋气而惊醒，被迫坐起，同时伴有咳嗽、咳泡沫痰和（或）哮鸣性呼吸音。多数患者端坐休息后可自行缓解，次日白天无异常感觉。严重者可持续发作，甚至发生急性肺水肿。③端坐呼吸多在病程晚期出现，是肺瘀血达到一定程度，平卧回心血量增多、膈肌上抬，呼吸更困难，必须采用高枕卧位、半卧位，甚至坐位，才可减轻呼吸困难。最严重的患者即使端坐床边，下肢下垂，上身前倾，仍不能缓解呼吸困难。

2）咳嗽、咳痰、咯血。咳嗽、咳痰早期即可出现，是肺泡和支气管黏膜瘀血所致，多发生在夜间，直立或取坐位则症状减轻。咳白色浆液性泡沫样痰为其特点，偶见痰中带有血丝。如发生急性肺水肿，则咳大量粉红色泡沫痰。

3）其他症状。有倦怠、乏力、心悸、头晕、失眠、嗜睡、烦躁等症状，重者可出现少尿的情况，这是心排血量低下，组织、器官灌注不足的表现。

（2）体征。

1）慢性左侧心力衰竭可出现心脏扩大，心尖冲动向左下移位的情况。心率加快、第一心音减弱、心尖区舒张期奔马律，最有诊断价值。部分患者可出现交替脉，这是左侧心力衰竭的特征性体征。

2）肺部可闻及湿啰音，急性肺水肿时可出现哮鸣音。

2. 右侧心力衰竭

（1）症状。

主要表现为体循环静脉瘀血。消化道症状如食欲缺乏、恶心、呕吐、水肿、腹胀、肝区胀痛等为右侧心力衰竭的最常见症状。

劳力性呼吸困难也是右侧心力衰竭的常见症状。

（2）体征。

1）水肿。早期在身体的下垂部位和组织疏松部位，出现凹陷性水肿，为对称性。重者可出现全身水肿，并伴有胸腔积液、腹水和阴囊水肿。胸腔积液是因体静脉压力增高所致，胸腔静脉有一部分回流到肺静脉，所以胸腔积液更多见于全心衰竭时，以双侧为多见。

2）颈静脉征。颈静脉怒张是右侧心力衰竭的主要体征，其程度与静脉压升高的程度正相关；压迫患者的腹部或肝，回心血量增加而使颈静脉怒张更明显，称为肝颈静脉回流征阳性，肝颈静脉回流征阳性则更是具有特征性。

3）肝肿大和压痛。可出现肝肿大和压痛；持续慢性右侧心力衰竭可发展为心源性肝硬化，晚期肝脏压痛不明显，但伴有黄疸、肝功能损害和腹水。

4）发绀。发绀是由于供血不足，组织摄取血氧相对增加，静脉血氧降低所致。表现为面部毛细血管扩张、发绀、色素沉着。

3. 全心衰竭

右侧心力衰竭继发于左侧心力衰竭而形成全心衰竭，但当右侧心力衰竭后，肺瘀血的临床表现减轻。扩张型心肌病等表现为左、右心同时衰竭者，肺瘀血症状都不严重，左侧心力衰竭的表现主要是心排血量减少的相关症状和体征。

（三）辅助检查

1. X线检查

（1）心影的大小、形态可为病因诊断提供重要依据，心脏扩大的程度和动态改变，间接反映心功能状态。

（2）肺门血管影增强是早期肺静脉压增高的主要表现；肺动脉压力增高可见右下肺动脉增宽；肺间质水肿可使肺野模糊；Kerley B 线是在肺野外侧清晰可见的水平线状影，是肺小叶间隔内积液的表现，是慢性肺瘀血的特征性表现。

2. 超声心动图检查

超声心动图比X线检查更能准确地提供各心腔大小变化及心瓣膜结构情况。左心室射血分数（LVEF 值）可反映心脏收缩功能，正常左心室射血分数值>50%，左心室射血分数值≤40%为收缩期心力衰竭诊断标准。

多普勒超声是临床上最实用的判断心室舒张功能的方法，E 峰是心动周期的心室舒张早期心室充盈速度的最大值，A 峰是心室舒张末期心室充盈速度的最大值，正常人 E/A 的比值不小于 1.2，中青年应更大。

3. 有创性血流动力学检查

此检查常用于重症心力衰竭患者，可直接反映左心功能。

4. 放射性核素检查

帮助判断心室腔大小，反映左心室射血分数值和左心室最大充盈速率。

（四）治疗

1. 病因治疗

（1）基本病因治疗。对有损心肌的疾病应早期进行有效治疗，如高血压、冠心病、糖尿病、代谢综合征等；心血管畸形、心瓣膜病力争在发生心脏衰竭之前进行介入或外科手术治疗；对于一些病因不明的疾病也应早期干预，如原发性扩张型心肌病，以延缓心室重构。

（2）诱因治疗。积极消除诱因，最常见的诱因是感染，特别是呼吸道感染，积极应用有针对性的抗生素控制感染。心律失常特别是房颤是引起心力衰竭的常见诱因，对于快速房颤要积极控制心室率，及时复律。纠正贫血、控制高血压等均可防止心力衰竭发生或加重。

2. 一般治疗

减轻心脏负担，限制体力活动，避免劳累和精神紧张。低钠饮食，少食多餐，限制饮水量。给予持续氧气吸入，流量 2~4 L/min。

3. 使用利尿药

利尿药是治疗心力衰竭的常用药物，通过排钠排水减轻水肿、减轻心脏负荷、缓解瘀血症状。原则上应长期应用，但在水肿消失后应以最小剂量维持，如氢氯噻嗪 25 mg，隔日 1 次。常用利尿药有排钾利尿药如氢氯噻嗪等；袢利尿药如呋塞米、布美他尼（丁脲胺）等；保钾利尿药如螺内酯、氨苯蝶啶等。排钾利尿药主要不良反应是可引起低血钾，应补充氯化钾或与保钾利尿药同用。噻嗪类利尿药可抑制尿酸排泄，引起高尿酸血症，大剂量长期应用可影响胆固醇及糖的代谢，应严密监测。

4. 应用肾素—血管紧张素—醛固酮系统抑制药

（1）血管紧张素转化酶（ACE）抑制药的应用。

ACE 抑制药扩张血管，改善瘀血症状，更重要的是降低心力衰竭患者代偿性神经—体液的不利影响，限制心肌、血管重构，维护心肌功能，推迟心力衰竭的进展，降低远期病死率。

1）用法：常用 ACE 抑制药如卡托普利 12.5~25 mg，每日 2 次，培哚普利 2~4 mg，每日 1 次，贝那普利对有早期肾功能损害患者较适用，使用量是 5~10 mg，每日 1 次。临床应用一定要从小剂量开始，逐渐加量。

2）ACE 抑制药的不良反应：低血压、肾功能一过性恶化、高血钾、干咳等。

3）ACE 抑制药的禁忌证：无尿性肾功能衰竭、肾动脉狭窄、血肌酐升高≥225 μmol/L、高血压、低血压、孕妇、哺乳期妇女及对此药过敏者。

（2）血管紧张素受体阻滞药（ARBBs）的应用。

ARBBs 阻断肾素—血管紧张素系统的作用与 ACE 抑制药相同，但缺少对缓激肽的降解抑制作用。当患者应用 ACE 抑制药出现干咳不能耐受时，可应用 ARBBs 类药，常用 ARBBs 如坎地沙坦、氯沙坦、缬沙坦等。

ARBBs 类药的用药注意事项、不良反应除干咳以外，其他均与 ACE 抑制药相同。

（3）醛固酮拮抗药的应用。

研究证明螺内酯 20 mg，每日 1~2 次小剂量应用，可以阻断醛固酮效应，延缓心肌、血管的重构，改善慢性心力衰竭的远期效果。

注意事项：中重度心力衰竭患者应用时，需注意血钾的监测；肾功能不全、血肌酐异常、高血钾及应用胰岛素的糖尿病患者不宜使用。

5. 应用 β 受体阻滞药

β 受体阻滞药可对抗交感神经激活，阻断交感神经激活后各种有害影响。临床应用其疗效常在用药后 2~3 个月才出现，但明显提高运动耐力，改善心力衰竭预后，降低病死率。

β 受体阻滞药具有负性肌力作用，临床中应慎重应用，应用药物应从小剂量开始，如美托洛尔 12.5 mg，每日 1 次；比索洛尔 1.25 mg，每日 1 次；卡维地洛 6.25 mg，每日 1 次，逐渐加量，适量维持。

注意事项：用药应在心力衰竭稳定、无体液潴留情况下，小剂量开始应用。

患有支气管痉挛性疾病、心动过缓、二度以上包括二度的房室传导阻滞患者禁用。

6. 应用正性肌力药物

这是治疗心力衰竭的主要药物，适用于治疗以收缩功能异常为特征的心力衰竭，尤其对心腔扩大引起的低心排血量心力衰竭，伴快速心律失常的患者作用最佳。

（1）洋地黄类药物。

该类药物是临床最常用的强心药物，具有正性肌力和减慢心率的作用，在增加心肌收缩力的同时，不增加心肌耗氧量。

1）适应证：充血性心力衰竭，尤其伴有心房颤动和心室率增快的心力衰竭是最好指征，对心房颤动、心房扑动和室上性心动过速均有效。

2）禁忌证：严重房室传导阻滞、肥厚性梗阻型心肌病、急性心肌梗死 24

小时内不宜使用。洋地黄中毒或过量者为绝对禁忌证。

3）用法：①地高辛为口服制剂，维持量法，0.25 mg，每日 1 次。此药口服后 2~3 小时血浓度达高峰，4~8 小时获最大效应，半衰期为 1.6 日，连续口服 7 日后血浆浓度可达稳态。适用于中度心力衰竭的维持治疗。②毛花苷 C 为静脉注射制剂，注射后 10 分钟起效，1~2 小时达高峰，每次 0.2~0.4 mg，稀释后静脉注射，24 小时总量 0.8~1.2 mg。适用于急性心力衰竭或慢性心力衰竭加重时，尤其适用于心力衰竭伴快速心房颤动者。

4）毒性反应：药物的治疗剂量和中毒剂量接近，易发生中毒。易导致洋地黄中毒的情况主要有：急性心肌梗死、急性心肌炎引起的心肌损害、低血钾、严重缺氧、肾功能衰竭等。常见不良反应有：胃肠道表现如恶心、呕吐；神经系统表现如视物模糊、黄视、绿视；心血管系统表现多为各种心律失常，也是洋地黄中毒最重要的表现，最常见的心律失常是室性期前收缩，多呈二联律。快速房性心律失常伴有传导阻滞是洋地黄中毒特征性的表现。

（2）β 受体兴奋药。

临床通常短期应用治疗重症心力衰竭，常用静脉滴注多巴酚丁胺、多巴胺。适用于急性心肌梗死伴心力衰竭的患者；小剂量多巴胺 2~5 μg/（kg · min）能扩张肾动脉，增加肾血流量和排钠利尿，因而可用于充血性心力衰竭的治疗。

（五）护理

1. 环境与心理护理

保持环境安静、舒适，空气流通；限制探视，减少精神刺激；注意患者情绪变化，做好心理护理，要求患者家属积极给予患者心理支持和治疗的协助，使患者心情放松、情绪稳定，减少机体耗氧量。

2. 休息与活动

心功能Ⅰ级：不限制一般的体力活动，但避免剧烈运动和重体力劳动。

心功能Ⅱ级：可适当进行轻体力工作和家务劳动，强调下午多休息。

心功能Ⅲ级：日常生活可以自理或在他人协助下自理，严格限制一般的体力活动。

心功能Ⅳ级：绝对卧床休息，生活需要他人照顾，可在床上做肢体被动运动和翻身，逐步过渡到坐床边或下床活动。

当病情好转后，鼓励患者尽早做适量的活动，防止因长期卧床导致的静脉血栓、肺栓塞、便秘和压疮。在活动中要监测有无呼吸困难、胸痛、心悸、疲劳等症状，如有不适应停止活动，并以此作为限制最大活动量的指征。

3. 病情观察

（1）观察水肿情况。注意观察水肿的消长情况，每日测量并记录体重，准确记录液体出入量。

（2）保持呼吸道通畅。监测患者呼吸困难的程度、发绀情况、肺部啰音的变化以及血气分析和血氧饱和度等变化，根据缺氧的轻重程度调节氧流量和吸氧方式。

（3）注意水、电解质变化及酸碱平衡情况。低钾血症可出现乏力、腹胀、心悸及心律失常，心电图出现 u 波增高，并可诱发洋地黄中毒。少数因肾功能减退、补钾过多而致高血钾，严重者可引起心搏骤停。低钠血症表现为乏力、食欲缺乏、恶心、呕吐、嗜睡等症状。如出现上述症状，要及时通报医师给予检查、纠正。

4. 保持排便通畅

患者常因精神因素使规律性排便活动受抑制，排便习惯改变，加之胃肠道瘀血、进食减少、卧床过久影响肠蠕动，易致便秘。应帮助患者训练床上排便习惯，同时饮食中增加膳食纤维，如发生便秘，应用小剂量缓泻药和润肠药，病情许可时扶患者坐起使用便器，并注意观察患者的心率、反应，以防发生意外。

5. 输液护理

根据患者液体出入情况及用药要求，控制输液量和速度，以防诱发急性肺水肿。

6. 饮食护理

给予高蛋白、高维生素的易消化清淡饮食，注意补充营养。少量多餐，避免过饱；限制水、钠摄入，每日食盐摄入量少于 5 g，服利尿药者可适当放宽。

7. 用药护理

（1）使用利尿药的护理。

遵医嘱正确使用利尿药，并注意有关不良反应的观察和预防。监测血钾及有无乏力、腹胀、肠鸣音减弱等低钾血症的表现，同时多补充含钾丰富的食物，必要时遵医嘱补充钾盐。口服补钾宜在饭后或将水剂与果汁同饮；静脉补钾时每 500 mL 液体中氯化钾含量不宜超过 1.5 g。

应用保钾利尿药需注意有无胃肠道反应、嗜睡、乏力、皮疹、高血钾等不良反应。

利尿药的应用时间选择早晨或日间为宜，避免夜间排尿过频而影响患者休息。

（2）使用洋地黄类制剂的护理。

1）给药要求。严格遵医嘱给药，发药前要测量患者脉搏 1 分钟，当脉搏<60 次/分或节律不规则时，应暂停服药并通知医生。静脉给药时务必稀释后缓

慢静脉注射，并同时监测心率、心律及心电图变化。

2）遵守禁忌。注意不与奎尼丁、普罗帕酮（心律平）、维拉帕米（异搏定）、钙剂、胺碘酮等药物合用，以免降低洋地黄类药物肾排泄率，增加药物毒性。

3）用药后观察。应严密观察患者用药后毒性反应，监测血清地高辛浓度。

4）不良反应的处理。立即停用洋地黄类药；停用排钾利尿药；积极补充钾盐；快速纠正心律失常，血钾低者快速补钾，不低的可应用力多卡因等治疗，但一般禁用电复律，防止发生室颤；对缓慢心律失常，可使用阿托品 0.5~1 mg 皮下注射或静脉注射治疗，一般不用安置临时起搏器。

（3）肾素—血管紧张素—醛固酮系统抑制药使用的护理。

应用 ACE 抑制药时需预防直立性低血压、皮炎、蛋白尿、咳嗽、间质性肺炎等不良反应的发生。应用 ACE 抑制药和（或）ARBBs 期间要注意观察血压、血钾的变化，同时注意要小剂量开始，逐渐加量。

8. 并发症的预防与护理

（1）感染。室内空气流通，每日开窗通风 2 次，寒冷天气注意保暖，长期卧床者鼓励翻身，协助拍背，以防发生呼吸道感染和坠积性肺炎；加强口腔护理，以防发生由于药物治疗引起菌群失调导致的口腔黏膜感染。

（2）血栓形成。长期卧床和使用利尿药引起的血流动力学改变，下肢静脉易形成血栓。应鼓励患者在床上活动下肢和做下肢肌肉收缩运动，协助患者做下肢肌肉按摩。每日用温水泡足，以加速血液循环，减少静脉血栓形成。当患者肢体远端出现局部肿胀时，提示有发生静脉血栓的可能，应及早与医师联系。

（3）皮肤损伤。应保持床褥柔软、清洁、干燥，患者衣服柔软、宽松。对于长期卧床患者应加强皮肤护理，保持皮肤清洁、干燥，定时协助患者更换体位，按摩骨突出处，防止推、拉、扯强硬动作，以免皮肤完整性受损。如需使用热水袋取暖，水温不宜过高，40~50 ℃为宜，以免烫伤。对于有阴囊水肿的男性患者可用托带支托阴囊，保持会阴部皮肤清洁、干燥；水肿局部有液体外渗情况，要防止继发感染；注意观察皮肤有无发红、破溃等压疮情况，一旦发生压疮要积极给予减少受压、预防感染、促进愈合的护理措施。

9. 健康教育

（1）治疗病因，预防诱因。指导患者积极治疗原发心血管疾病，注意避免各种诱发心力衰竭的因素，如呼吸道感染、过度劳累和情绪激动、钠盐摄入过多、输液过多过快等。育龄妇女注意避孕，要在医师的指导下妊娠和分娩。

（2）饮食要求。饮食要清淡、易消化、富于营养，避免饮食过饱，少食多餐。戒烟、酒，多食蔬菜、水果，防止便秘。

(3) 合理安排活动与休息。根据心功能的情况，安排适当体力活动，以利于提高心脏储备力，提高活动耐力，同时也帮助改善心理状态和生活质量。但避免重体力劳动，建议患者进行散步、练气功、打太极拳等运动，掌握活动量，以不出现心悸、气促为度，保证充分睡眠。

(4) 服药要求。指导患者遵照医嘱按时服药，不要随意增减药物，帮助患者认识所服药物的注意事项，如出现不良反应则及时就医。

(5) 坚持诊治。慢性心力衰竭需要终身治疗，应嘱患者定期门诊复诊，防止病情发展。

(6) 家属教育。帮助家属认识疾病和目前治疗方法、帮助患者的护理措施和心理支持的技巧，教育其要给予患者积极的心理支持和生活帮助，使患者树立战胜疾病的信心，保持情绪稳定。

三、急性心力衰竭

急性心力衰竭是指心肌遭受急性损害或心脏负荷突然增加，使心排血量急剧下降，导致组织灌注不足和急性瘀血的综合征。以急性左侧心力衰竭最常见，多表现为急性肺水肿或心源性休克。

(一) 病因与发病机制

急性广泛心肌梗死、高血压急症、严重心律失常、输液过多过快等原因，使心脏收缩力突然严重减弱，心排血量急剧减少或左心室瓣膜性急性反流，左心室舒张末压迅速升高，肺静脉回流不畅，导致肺静脉压快速升高，肺毛细血管压随之升高，使血管内液体渗入肺间质和肺泡内，形成急性肺水肿。

(二) 临床表现

突发严重呼吸困难为特征性表现，呼吸频率达 30~40 次/分，患者被迫采取坐位，两腿下垂，双臂支撑以助呼吸，极度烦躁不安，大汗淋漓，口唇发绀，面色苍白，同时频繁咳嗽，咳大量粉红色泡沫痰，病情极重者可能出现意识模糊的情况。

早期血压可升高，随病情不缓解血压可降低直至休克；听诊可闻心音较弱，心率增快，心尖部可闻及舒张期奔马律；两肺满布湿啰音和哮鸣音。

(三) 治疗

1. 体位

使患者取两腿下垂坐位或半卧位。

2. 吸氧

吸入高流量（6~8 L/min）氧气，加入 30%~50%乙醇湿化。对病情严重患者可采用呼吸机持续加压面罩吸氧或双水平气道加压吸氧，以增加肺泡内的压力，促进气体交换，对抗组织液向肺泡内渗透。

3. 镇静

吗啡 3~10 mg 皮下注射或静脉注射，必要时每 15 分钟重复 1 次，可重复 2~3 次。老年患者须酌情减量或肌内注射。伴颅内出血、神志障碍、慢性肺部疾病时禁用。

4. 快速利尿

呋塞米 20~40 mg 静脉注射，在 2 分钟内推注完，每 4 小时可重复 1 次。呋塞米不仅有利尿作用，还有静脉扩张作用，利于肺水肿的缓解。

5. 血管扩张药

血管扩张药应用过程中，要严密监测血压，用量要根据血压进行调整，收缩压一般维持在 100 mmHg 左右，对原有高血压的患者血压降低幅度不超过 80 mmHg为度。

（1）硝普钠应用。硝普钠缓慢静脉滴注，扩张小动脉和小静脉，初始用药剂量为0.3 μg/（kg·min），根据血压变化逐渐调整剂量，最大剂量为 5 μg/（kg·min），一般维持量 50~100 μg/min。因本药含有氰化物，用药不宜连续超过 24 小时。

（2）硝酸甘油应用。硝酸甘油扩张小静脉，降低回心血量。初始用药剂量为 10 μg/min，然后每 10 分钟调整 1 次，每次增加初始用药剂量为 5~10 μg。

（3）酚妥拉明应用。酚妥拉明可扩张小动脉及毛细血管。静脉用药以 0.1 mg/min开始，每 5~10 分钟调整 1 次，增至最大用药剂量为 1.5~2.0 mg/min。

6. 洋地黄类药物

可应用毛花苷 C 0.4~0.8 mg 缓慢静脉注射，2 小时后可酌情再给 0.2~0.4 mg。近期使用过洋地黄药物的患者，应注意洋地黄中毒。对于急性心肌梗死在 24 小时内不宜使用，重度二尖瓣狭窄患者禁用。

7. 平喘

氨茶碱可以解除支气管痉挛，并有一定的正性肌力及扩血管利尿作用。氨茶碱 0.25 mg 加入 100 mL 液体内静脉滴注，但应警惕氨茶碱过量，肝肾功能减退患者、老年人应减量。

（四）护理

1. 保证休息

立即协助患者取半卧位或坐位休息，双腿下垂，以减少回心血量，减轻心脏前负荷。注意加强皮肤护理，防止因被迫体位而发生的皮肤损伤。

2. 吸氧

一般吸氧流量为6~8 L/min，加入30%~50%乙醇湿化，使肺泡内的泡沫表面张力降低破裂，增加气体交换的面积，改善通气。要观察呼吸情况，随时评估呼吸困难改善的程度。

3. 饮食

给予高营养、高热量、少盐、易消化清淡饮食，少量多餐，避免食用产气食物。

4. 病情观察

（1）病情早期观察。注意早期心力衰竭表现，一旦出现劳力性呼吸困难或夜间阵发性呼吸困难，心率增快、失眠、烦躁、尿量减少等症状，应及时与医师联系，并加强观察。如很快发生极度烦躁不安、大汗淋漓、口唇发绀等表现，同时胸闷、咳嗽、呼吸困难、发绀、咳大量白色或粉红色泡沫痰，应警惕急性肺水肿的发生，立即配合抢救。

（2）保持呼吸道通畅。严密观察患者呼吸频率、深度，观察患者的咳嗽情况，痰液的性质和量，协助患者咳嗽、排痰，保持呼吸道通畅。

（3）防止心源性休克。观察患者意识、精神状态，观察患者血压、心率的变化及皮肤颜色、温度变化。

（4）防止病情发展。观察肺部啰音的变化，监测血气分析结果。控制静脉输液速度，一般为每分钟20~30滴。准确记录液体出入量。

（5）心理护理。患者常伴有濒死感、焦虑和恐惧，应加强床旁监护，给予安慰及心理支持，以增强其战胜疾病的信心。医护人员抢救时要保持镇静，要忙而不乱，操作熟练，以增加患者的信任和安全感。避免在患者面前议论病情，以免引起误会，加剧患者的恐惧。必要时可留亲属陪伴患者。

（6）用药护理。应用吗啡时注意有无呼吸抑制、心动过缓的情况；用利尿药要准确记录尿量，注意水、电解质和酸碱平衡情况；用血管扩张药要注意输液速度，监测血压变化；硝普钠应现用现配，避光滴注，有条件者可用输液泵控制滴速；洋地黄制剂静脉使用时要稀释，推注速度宜缓慢，同时观察心电图变化。

第二节　心律失常

心律失常是指心脏冲动的频率、节律、起源部位、传导速度或激动顺序的异常。

一、概述

（一）发病机制

1. 冲动形成异常

窦房结、房室结等具有自律性的组织本身发生病变或自主神经系统兴奋性改变均可导致不适当的冲动发放。此外在缺氧、电解质紊乱、儿茶酚胺增多及使用相关药物等情况下，原无自律性的心肌细胞如心房肌和心室肌细胞出现自律性异常增高，可导致快速性心律失常。

2. 冲动传导异常

折返是快速性心律失常的最常见发病机制。产生折返的基本条件是传导异常，它包括：心脏两个或多个部位的传导性与不应期各不相同，相互连接成一个闭合环；其中一条通路发生单向传导阻滞；另一条通路传导缓慢，使原先发生阻滞的通道有足够时间恢复兴奋性；原先阻滞的通道再次激动，从而完成一次折返冲动。激动在环内反复循环，产生持续而快速的心律失常（图 3-1）。

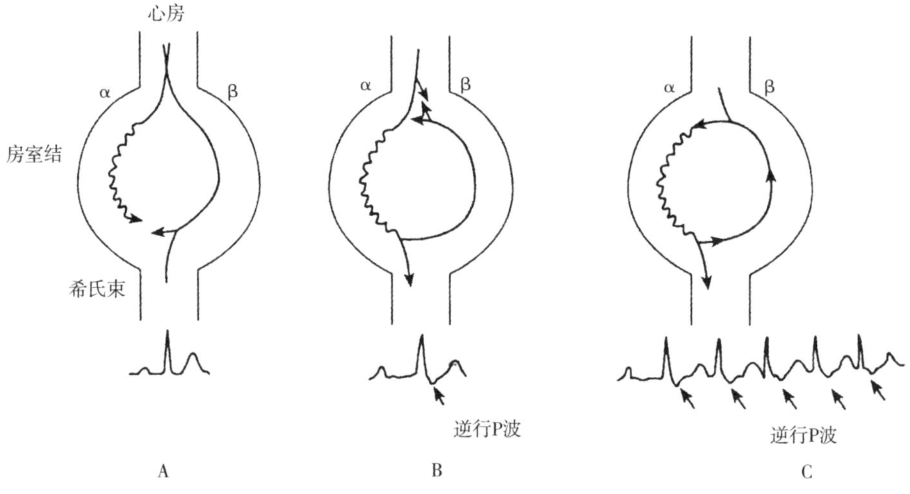

图 3-1　房室结内折返示意图

房室结内有 α 与 β 两条通路。α 传导速度慢，不应期短；β 传导速度快，不应期长。A. 窦性心律时，冲动沿 β 路径前传至心室，同时沿 α 路径前传，但遭遇不应期未能抵达希氏束；B. 房性期前收缩受阻于 β 路径，由 α 路径缓慢传导到心室。冲动沿 β 路径逆向传导返回至心房，完成单次折返；C. 心房回波再循 α 路径前传，折返持续，引起折返性心动过速

（二）分类

（1）按心律失常发生机制可分为激动起源异常及激动传导异常两大类，见图 3-2。

（2）按心律失常发生时心率的快慢，可分为快速性心律失常与缓慢性心律失常，前者包括期前收缩、心动过速、扑动或颤动等，后者包括窦性心动过缓、房室传导阻滞等。

- 心律失常
  - 激动起源异常
    - 窦性心律失常：包括窦性心动过速、过缓、不齐、停搏
    - 非窦性心律失常
      - 被动性：逸搏与逸搏心律（室性、房性、交界性）
        - 期前收缩（室性、房性、交界性）
      - 主动性：阵发性心动过速（室上性、室性）
        - 扑动和颤动（房性、室性）
  - 激动传导异常
    - 生理性传导异常：干扰与脱节
    - 病理性传导异常
      - 窦房阻滞
      - 房内阻滞
      - 房室阻滞（一度、二度、三度房室传导阻滞）
      - 室内阻滞（左、右束支及左前支和左后分支传导阻滞）
    - 传导途径异常：预激综合征

图 3-2 心律失常按发生机制分类

（三）病因

1. 老化

随着年龄的增长，心脏传导系统有老化现象，起搏细胞和传导细胞的数量减少，导致自律性降低，故老年人易出现窦房结功能低下和各种传导阻滞。另外，老年人 β 受体数目减少或变性，对 β 肾上腺素能调节的反应性减弱，心脏对血液中儿茶酚胺敏感性降低，压力感受器和副交感神经对心率或心律的调节功能也减弱，从而易发生各种心律失常。

2. 器质性心脏病

其中以冠心病、心肌病、心肌炎和风湿性心脏病多见，尤其在发生心力衰竭或急性心肌梗死时。

3. 药物和电解质紊乱

药物如洋地黄类制剂、奎尼丁，电解质紊乱如低血钾等。

4. 其他病因

如甲状腺功能亢进或减退症，心脏自主神经功能失调，高热，麻醉，低温，胸腔或心脏手术等；部分病因不明。

正常人在劳累、情绪激动或紧张、摄取刺激性食物，如咖啡、浓茶、烟、酒或辛辣制品，也可发生心律失常，如期前收缩、心动过速。

二、窦性心律失常

源于窦房结的心脏激动为窦性心律。其心电图表现为：窦性 P 波在Ⅰ、Ⅱ、aVF 导联直立，aVR 导联倒置；P-R 间期为 0.12~0.20 秒，同一导联的 P-P 间期差值<0.12 秒；频率为 60~100 次/分。窦性心律的频率因年龄、性别、体力活动等不同有显著的差异。由于窦房结冲动形成过快、过慢或不规则或窦房结冲动传导障碍所致的心律失常称为窦性心律失常。

（一）窦性心动过速及窦性心动过缓

1. 心电图特征

心电图表现符合窦性心律特征，如成人窦性心律的频率>100 次/分，称为窦性心动过速；心率<60 次/分，称为窦性心动过缓，常同时伴窦性心律不齐（不同 PP 间期差异>0.12 秒）。

2. 病因

窦性心动过速可见于健康人吸烟、饮茶或咖啡、饮酒、体力活动及情绪激动时。某些病理状态如发热、贫血、甲状腺功能亢进症、休克、心肌缺血、充血性心力衰竭以及应用肾上腺素、阿托品等药物时也可出现窦性心动过速。窦性心动过缓常见于健康青年人、运动员及睡眠状态。其他原因如颅内出血、甲状腺功能减退症、低温、严重缺氧、阻塞性黄疸，以及应用胺碘酮等抗心律失常药物。窦房结病变及急性下壁心肌梗死也常伴发窦性心动过缓。

3. 临床表现

窦性心动过速可无症状或有心悸感。窦性心动过缓一般也无症状，但心率过慢时可出现胸闷、头晕、晕厥等心排血量不足表现。

4. 治疗

窦性心动过速应先针对病因治疗，同时去除诱因。如治疗甲状腺功能亢进症、充血性心力衰竭等。必要时给予 β 受体阻滞药或非二氢吡啶类钙通道拮抗剂，以减慢心率。

无症状的窦性心动过缓无须治疗。如因心率过慢出现心排血量不足症状时，可应用阿托品或异丙肾上腺素等药物治疗，但长期应用易产生严重不良反应，宜考虑心脏起搏治疗。

（二）病态窦房结综合征

此病简称病窦综合征，是指由于窦房结病变导致其功能减退，产生多种心律失常的综合表现。患者可出现一种以上的心律失常。主要特征为窦性心动过缓，当伴快速性心动过速时称心动过缓—心动过速综合征（简称慢—快综合征）。

1. 病因

（1）诸多病变如冠心病、心肌病、心肌淀粉样变、风湿性心脏病或外科手术损伤等原因均可损害窦房结，导致窦房结起搏及传导功能受损。

（2）窦房结周围神经及心房肌的病变，窦房结动脉供血减少也是其病因。

2. 心电图特征

（1）持续而显著的窦性心动过缓，心率在50次/分以下，并非由药物引起，且用阿托品不易纠正。

（2）窦性停搏（较长时间内无P波与QRS波群出现，长的PP间期与基本的窦性PP间期无倍数关系）或窦房传导阻滞。

（3）窦房传导阻滞及房室传导阻滞并存。

（4）慢—快综合征。

（5）交界性逸搏心律。

3. 临床表现

患者可出现与心动过缓相关的脑、心、肾等重要脏器供血不足表现，如发作性头晕、黑蒙、乏力、胸痛、心悸等，严重者可发生晕厥，甚至发生阿-斯综合征。

4. 治疗

治疗原则为：无症状者无须治疗，但要定期随访。对于有症状的病窦综合征患者应行起搏治疗。慢—快综合征心动过速发作者，单独应用抗心律失常药物可能加重心动过缓，应先起搏治疗后再应用抗心律失常药物治疗。

三、房性心律失常

房性心律失常包括房性期前收缩（房早）、房性心动过速（房速）、心房扑动（房扑）、心房颤动（房颤）。房颤是成人最常见的持续性心律失常，下文将重点介绍。房颤是指规律有序的心房电活动丧失，代之以快速且无序的颤动波，是最严重的心房电活动紊乱。患病率随年龄的增长而增多，60岁以上的人群中，房颤的发生率占6%以上，因此，房颤是老年人最常见的心律失常之一。

1. 病因

房颤主要见于器质性心脏病患者，如风湿性心瓣膜病、冠心病、高血压性心脏病、甲状腺功能亢进症等，正常人情绪激动、运动或大量饮酒后也可发生。有不到1/3的患者无明确心脏病依据，称为特发性（孤立性、良性）房颤。

2. 心电图特征

（1）P波消失，代之以小而不规则的f波，频率为350~600次/分，扑动波间的等电位线消失。

（2）心室率极不规则，一般为100~160次/分，交感神经兴奋、甲状腺功能亢进症等可加快心室率，洋地黄可延长房室结不应期而减慢心室率。

（3）QRS波形态基本正常，伴有室内差异性传导可增宽变形。

3. 临床表现

临床表现取决于心室率。房颤不伴快心室率时，患者可无症状；伴快心室率（>150次/分）时可诱发心绞痛、心力衰竭。血栓栓塞和心力衰竭是房颤最主要的并发症。房颤时心房丧失收缩功能，血液容易在心房内淤滞而形成血栓，栓子脱落可导致体循环栓塞，其中以脑动脉栓塞发生率最高。二尖瓣狭窄或脱垂伴房颤时脑栓塞的发生率更高。房颤时心房收缩功能丧失和长期心率增快可导致心力衰竭，增加死亡率。

房颤时心脏听诊示第一心音强弱不等，心律极不规则，心室率快时可出现脉搏短绌。一旦房颤患者的心室率变得规则，应考虑以下4种可能：恢复窦性心律；转变为房速或房扑；发生房室交界性心动过速或室性心动过速；如心室律变得慢而规则（30~60次/分），提示可能出现完全性房室传导阻滞。

4. 治疗

（1）积极治疗原发病。对于某些疾病如甲状腺功能亢进症、急性酒精中毒、药物所致的房颤，在去除病因之后，房颤可能自行消失，也可能持续存在。

（2）恢复窦性心律。这是房颤治疗的最佳结果。只有恢复窦性心律（正常心律），才能达到完全治疗房颤的目的，所以对于任何房颤患者均应该尝试恢复窦性心律的治疗方法。可采取直流电复律或药物复律，常用和证实有效的药物有胺碘酮、伊布利特、多非利特等。射频消融可根治房颤。

（3）控制快速心室率。对于不能恢复窦性心律的房颤患者，可以应用药物减慢较快的心室率。常用药物如下。①β受体阻滞药，最有效、最常用的药物，可单独应用。②钙通道阻滞剂，如维拉帕米和地尔硫䓬也可有效用于房颤时的心室率控制，尤其对于运动状态下的心室率的控制优于地高辛，和地高辛合用的效果也优于单独使用。尤其多用于无器质性心脏病或左室收缩功能正常以及伴有慢性阻塞性肺疾病的患者。③洋地黄类制剂一直被认为是在紧急情况下控制房颤心室率的一线用药，目前临床上多用于伴有左侧心力衰竭时的心室率控制。④胺碘酮，在其他药物控制无效或禁忌时、在房颤合并心力衰竭需紧急控制心室率时可首选胺碘酮与洋地黄合用。

（4）抗凝治疗。慢性房颤患者不能恢复窦性心律，有较高的栓塞发生率。过去有栓塞史、瓣膜病、高血压、糖尿病、老年患者、左心房扩大及冠心病者发生栓塞的危险性更大。存在上述任何一种情况者均应接受抗凝治疗。口服华法林使凝血酶原时间国际标准化比率（INR）维持在2.0~3.0，能有效预防脑卒中的发生。不宜用华法林及无以上危险因素者，可用阿司匹林 100~300 mg/d。抗凝治疗时应严密监测有无出血倾向。

四、房室交界性心律失常

房室交界性心律失常包括房室交界区性期前收缩（交界早）、房室交界区性逸搏与逸搏心律、非阵发性房室交界区性心动过速、与房室交界区相关的折返性心动过速、预激综合征。与房室交界区相关的折返性心动过速或称为阵发性室上性心动过速（PSVT），简称室上速。室上速由折返机制引起者多见，以房室结内折返性心动过速最常见。室上速常无器质性心脏病表现，不同性别及年龄均可发病。

1. 心电图特征

（1）心率 150~250 次/分，节律规则。

（2）QRS 波形态与时限正常，如发生室内差异性传导，QRS 波时间与形态异常。

（3）P 波为逆行性，常埋于 QRS 波内或位于其终末部分，且两者保持固定关系。

（4）起始突然，通常由一个房性期前收缩触发，其下传的 P-R 间期显著延长，随之出现心动过速发作。

2. 临床表现

心动过速发作呈突然发生与终止，持续时间长短不一。患者可有心悸、胸闷、焦虑、头晕，少数有晕厥、心绞痛等，症状轻重取决于发作时心室率的快速程度及持续时间，也与原发病严重程度有关。体检心尖区第一心音强度恒定，心律绝对规则。

3. 治疗

（1）急性发作期根据患者的基础心脏情况、既往发作史，对心动过速耐受程度进行适当处理以终止发作。

1）刺激迷走神经。如患者心功能正常，可先尝试刺激迷走神经的方法：①诱导恶心、冰水敷面。②Valsalva 动作（深吸气后屏气，再用力呼气的动作）。③按摩一侧颈动脉窦或压迫一侧眼球（青光眼或高度近视者禁用）5~10 秒。可终止心动过速的发作，但停止刺激后有时又恢复原来的心率。

2）药物治疗。①腺苷及钙通道阻滞剂。首选腺苷 6~12 mg 快速静推，起效迅速。无效者可改用维拉帕米治疗，低血压或心力衰竭者不应选用钙通道阻滞剂。②洋地黄类制剂与 β 受体阻滞药。房室结折返性心动过速伴心功能不全时首选洋地黄类制剂，其他患者宜少用此药。β 受体阻滞药也能终止发作，但应注意禁忌证，如避免用于失代偿的心力衰竭、支气管哮喘患者。③其他。可选用普罗帕酮 1~2 mg/kg 静脉注射。

3）非药物治疗。食管心房调搏术也可有效终止发作。直流电复律可用于患者发作时伴有严重心绞痛、低血压、充血性心力衰竭表现。

（2）预防复发。

1）射频消融术可有效根治心动过速，应优先考虑使用。

2）药物可选用洋地黄类制剂、钙通道阻滞剂及 β 受体阻滞药。

五、室性心律失常

室性心律失常主要包括室性期前收缩、室性心动过速、心室扑动与颤动。由于室性心律失常易导致心肌收缩不协调等，相对而言对机体所造成的危害更大。

（一）室性期前收缩

室性期前收缩也称室性早搏，简称室早，是最常见的心律失常，为提早出现的、源于窦房结以外心室任何部位的异位心律。

1. 病因

正常人与各种心脏病患者均可发生室早。正常人发生室早的机会随年龄增长而增加，心肌缺血缺氧、麻醉、心肌炎等也可发生室早。洋地黄类制剂等中毒发生严重心律失常前，常先有室早出现。另外，电解质紊乱、焦虑、过量烟酒及咖啡可为室早的诱因。

2. 心电图特征

（1）提前发生的宽大畸形的 QRS 波群，时限>0. 12 秒，其前无 P 波，ST-T 波与主波方向相反。

（2）其后有完全性代偿间歇，即包含室性期前收缩在内的、前后两个下传的窦性 RR 间期，等于两个窦性 RR 间期。二联律是指每个窦性搏动后跟随一个室早；三联律是每两个正常搏动后跟随一个室早。连续两个室早称为成对室早。同一导联内室早形态相同者为单形性室早；形态不同者为多形性或多源性室早。室性期前收缩的 QRS 波群起始部落在前面的T 波上，称为“RonT”现象。

3. 临床表现

患者可无症状或有心悸、心前区不适和乏力等。听诊时，室早的第二心音减弱或听不到，第一心音后出现较长的停顿。患者是否有症状及症状的严重程度与期前收缩的频发程度常不直接相关。频发性、成对出现、多源性、RonT 现象的室性期前收缩，因有进一步发展为室速甚至室颤的可能，又称为危险性室性期前收缩，应引起重视。

4. 治疗

应根据有无器质性心脏病，是否影响心排血量以及发展为严重心律失常的可能性来决定治疗原则。

（1）无器质性心脏病。如无明显症状常无须用药治疗。如症状明显，宜做好解释，说明良性预后，消除顾虑；避免诱因如情绪紧张、劳累、吸烟、喝咖啡等。药物可选用镇静剂、β受体阻滞药、普罗帕酮、美西律等。

（2）急性心肌缺血。急性心梗初期一旦出现室早与室性心动过速，应立即静脉使用利多卡因，以防室颤发生；若患者发生窦性心动过速与室早，早期应用β受体阻滞药也可能减少室颤的危险。但室颤与室早之间并无必然联系，无须预防性使用抗心律失常药。

（3）慢性心脏病变。心肌梗死后与心肌病患者常伴室早，若无禁忌证，可用β受体阻滞药或胺碘酮治疗。

（二）室性心动过速

室性心动过速简称室速。室速常发生于各种器质性心脏病患者，最常见的是冠心病急性心肌梗死。发作时间稍长，则常出现严重血流动力学的改变，心脑器官供血不足明显，因此，临床上都表现较为紧急，是心血管病常见急症之一。

1. 心电图特征

（1）3个或3个以上的室性期前收缩连续出现。

（2）QRS波群宽大畸形，时限>0.12秒，ST-T波与QRS主波方向相反。

（3）心室率通常为100~250次/分，节律规则或略不规则。

（4）心房波与QRS无固定关系，形成房室分离，可有心室夺获和室性融合波。

（5）发作通常突然开始。

2. 临床表现

临床症状的轻重与室速发作时的心室率、持续时间、基础心脏病变和心功能状况有关。发作时间<30秒、能自行终止的非持续性室速的患者常无症状。持续性室速（发作时间>30秒，需药物或电复律方能终止）常伴血流动力学障碍和心肌缺血，患者可有血压下降、少尿、晕厥、心绞痛等症状。听诊时心率轻度不规则，第一、第二心音分裂。

3. 治疗

治疗原则为：有器质性心脏病或有明确诱因者首先给予针对性治疗；无器质性心脏病者发生非持续性室速，如无症状或无血流动力学障碍，处理原则同室早。持续性室速发作者，无论有无器质性心脏病，都应给予治疗。兴奋迷走神经的方式大多不能终止室速的发作。

(1) 急性发作期的处理。

急性发作期的处理原则为终止室速发作。

1) 同步直流电复律。已出现低血压、休克、心绞痛、充血性心力衰竭或脑血流灌注不良等症状，应首选迅速施行电复律，但洋地黄类制剂中毒引起者不宜用电复律。

2) 药物治疗。血流动力学尚稳定时，可先用抗心律失常药物治疗，无效再行电复律。首选利多卡因，其他药物可选用普罗帕酮、胺碘酮、普鲁卡因胺等。

(2) 预防复发。

治疗原则包括治疗基础疾病和消除诱因、抗心律失常药物（如β受体阻滞药、胺碘酮、普罗帕酮等）治疗、外科治疗、射频消融治疗及植入式心脏复律除颤仪（IDC）治疗等。

(三) 心室扑动与心室颤动

心室扑动与心室颤动简称室扑与室颤，是致命性的心律失常，如不治疗，3~5分钟内可致命。室扑是室颤的前奏，室颤是导致心源性猝死的常见心律失常，也是临终前循环衰竭的心律改变。引起室扑与室颤的常见原因是缺血性心脏病，如冠心病、心肌病、瓣膜病；另外，抗心律失常药特别是引起长QT间期延长的药物如奎尼丁，严重缺血缺氧、预激综合征合并房颤等也可引起室扑或室颤。

1. 心电图特征

(1) 室扑。无正常的QRS-T波群，代之以连续快速的正弦波图形，波幅大而规则，频率为150~300次/分。

(2) 室颤。出现波形、振幅及频率均极不规则的低小波（<0.2 mV），无法辨别QRS-T波群，频率达200~500次/分。

2. 临床表现

临床表现包括抽搐、意识丧失、呼吸停顿甚至死亡。听诊心音消失，测不到脉搏及血压。无泵衰竭或心源性休克的急性心肌梗死患者出现的原发性室颤，预后较佳，抢救成功率较高，复发率很低。反之，非伴随急性心梗的室颤，一年内复发率高达20%~30%。

3. 治疗

应争分夺秒进行抢救，尽快恢复有效心室收缩。抢救应遵循心肺复苏原则进行。最有效的方法是立即非同步直流电除颤，无条件电除颤的应即刻给予胸外心脏按压。

六、房室传导阻滞

房室传导阻滞是指由于生理或病理的原因，窦房结的冲动经心房传至心室的过程中，房室交界区出现部分或完全的传导阻滞。按阻滞的严重程度可将传导阻滞分三度：一度、二度为不完全性房室传导阻滞；三度为完全性传导阻滞，所有冲动都不能传导至心室。

1. 病因

（1）正常人或运动员可发生莫氏Ⅰ型（文氏型）房室传导阻滞，夜间多见，与迷走神经张力增高有关。

（2）器质性心脏病是房室传导阻滞最常见的病因，如高血压性心脏病、冠心病、心脏瓣膜病。

（3）其他如心脏手术、电解质紊乱、药物中毒、甲状腺功能低下等都是房室传导阻滞的病因。

2. 心电图特征

（1）一度房室传导阻滞。

一度房室传导阻滞仅有房室传导时间的延长，时间>0.20 秒，无 QRS 波群脱落。

（2）二度房室传导阻滞。

Ⅰ型：又名文氏阻滞，较常见，极少发展为三度房室传导阻滞。心电图表现为：P-R 间期进行性延长，直至一个 P 波受阻不能下传心室；包含受阻 P 波在内的 RR 间期小于正常窦性 PP 间期的两倍；QRS 波群大多正常。最常见的房室传导比例为 3 ∶ 3 或 5 ∶ 4。

Ⅱ型：又称莫氏现象，易转变成三度房室传导阻滞。心电图特征为：下传的搏动中，PR 间期固定不变，时限可正常也可延长；有间歇性 QRS 波群脱落，常呈 2 ∶ 1或 3 ∶ 1；QRS 波形态正常，则阻滞可能位于房室结内。

PR 间期逐渐延长，直至 P 波后的 QRS 波脱落，出现长间歇，为文氏型传导阻滞。P 波规律出现，PR 间期固定，P 波与 QRS 波之比为 2 ∶ 1~3 ∶ 2，为莫氏Ⅱ型房室传导阻滞。

（3）三度房室传导阻滞。

三度房室传导阻滞的心电图特征为：心房和心室的激动各自独立，互不相关。心房率快于心室率，心房冲动来自窦房结或异位心房节律。心室起搏点通常在阻滞部位以下，如为希氏束及其近邻，则频率为 40~60 次/分，QRS 波正常；如位于室内传导系统的远端，则心室率在 40 次/分以下，QRS 波增宽。

3. 临床表现

一度房室传导阻滞的患者常无症状。二度房室传导阻滞可有心悸，也可无症状。三度房室传导阻滞的症状取决于心室率快慢与原发病变，可有疲倦、乏力、头晕，甚至晕厥、心肌缺血和心力衰竭的表现。突发的三度房室传导阻滞常因心室率过慢导致急性脑缺血，患者可出现意识丧失甚至抽搐等症状，称为阿-斯综合征，严重者可发生猝死。

听诊时，一度房室传导阻滞可有第一心音减弱症状；二度房室传导阻滞文氏型可有第一心音逐渐减弱，并有心搏脱落症状；莫氏型有间歇性心搏脱落症状，但第一心音强度恒定。三度房室传导阻滞的第一心音强度经常变化，可闻及大炮音，心率多在 40~60 次/分，伴有低血压。

4. 治疗

针对不同病因、不同阻滞程度及症状轻重进行不同的治疗。

（1）一度与二度Ⅰ型房室传导阻滞。

心室率不太慢，故无须特殊治疗。

（2）二度Ⅱ型与三度房室传导阻滞。

心室率显著减慢，伴有明显症状与血流动力学障碍，甚至出现阿-斯综合征，应及时提高心室率。

1）药物治疗。阿托品（0.5~2.0 mg，静脉注射）适用于房室结阻滞的患者。异丙肾上腺素（1~4 μg/min，静脉滴注）适用于任何部位的房室传导阻滞，但急性心肌梗死患者易产生严重室性心律失常，故此类患者应慎用。上述药物不应长期使用。

2）心脏起搏治疗。心室率低于 40 次/分，症状严重，特别是有阿-斯综合征发作者，应首选临时或埋藏式心脏起搏治疗。

七、心律失常患者的护理

（一）主要护理诊断/问题

1. 活动无耐力

与心律失常导致心排血量减少有关。

2. 焦虑/恐惧

与疾病带来的不适感、意识到自己的病情较重及不适应监护室气氛等有关。

3. 潜在的并发症

猝死。

4. 有受伤的危险

与心律失常引起的头晕及晕厥有关。

（二）护理措施

1. 病情观察

（1）心电监护。密切监测患者的血压、脉搏及呼吸变化。应注意有无引起猝死的严重心律失常征兆如频发性、多源性或成对室早、室速，密切监测高度房室传导阻滞、病窦综合征等患者的心室率。发现上述情况应立即汇报医师处理，同时做好抢救准备。

（2）组织灌注不足的征象。倾听患者的主诉，观察患者的神志、面色、四肢末梢循环的变化，同时监测尿量。对行房颤电复律的患者，应注意有无栓塞征象的出现。

2. 休息与活动

功能性或轻度器质性心律失常且血流动力学改变不大的患者，应注意劳逸结合，可维持正常工作和生活，积极参加体育锻炼，以改善自主神经功能。血流动力学不稳定的患者应绝对卧床休息，以减少心肌耗氧量，降低交感神经活性。协助做好生活护理，保持大便通畅，避免和减少不良刺激。

3. 饮食护理

食物宜清淡、低脂、富含纤维素及钾，少食多餐，避免饱食。合并心力衰竭者应限制钠盐的摄入；鼓励进食含钾丰富的食物，避免低血钾诱发心律失常；鼓励多食纤维素丰富的食物，以保持大便通畅；戒烟酒，避免食用刺激性强的食物和饮咖啡、浓茶等。

4. 对症护理

（1）心悸。

各种原因引起的心律失常均可导致心悸。

1）告诫患者保持情绪稳定，避免不良刺激与诱发因素。

2）症状明显时尽量避免左侧卧位，因取该体位时患者感觉到心脏搏动而使不适感加重。

3）伴呼吸困难、发绀时，给予 2~4 L/min 氧气吸入，必要时遵医嘱服用β受体阻滞药等药物。

4）做好基础心脏病的护理工作，因多数严重心悸患者的心律失常均存在基础心脏病。

（2）眩晕、晕厥。

该病多为骤发，严重心律失常造成长时间心脏停搏或无有效的心排血量是心源性晕厥的最常见病因。常历时短暂，多在 1~2 分钟内恢复。

1）避免诱因，嘱患者避免剧烈活动、情绪激动或紧张、快速改变体位以及屏气动作等。

2）一旦出现眩晕、晕厥症状：应立即使患者取平卧位，保持气道通畅；检查患者有无呼吸和脉搏，如无，则应立即叩击心前区1~2次，做体外心脏按压，并尽早电击除颤；建立静脉通道；给予氧气吸入。

（3）阿-斯综合征和猝死。

1）加强心律失常高危患者的评估与监护，如冠心病、心力衰竭、心肌病、心肌炎、药物中毒、电解质紊乱和低氧血症、酸碱失衡。

2）避免诱因，情绪创伤、劳累、寒冷、失眠、排便用力等是诱发猝死的因素，护士应正确指导患者的休息和活动，注意心理疏导，保持安静、舒适的生活环境，减少干扰，以降低猝死的发生率。

3）当患者发生较严重心律失常时：绝对卧床休息，保持情绪稳定；给予鼻导管吸氧，持续心电监护，建立静脉通路并保持通畅；准备好抗心律失常的药物、抢救药品、除颤仪、临时起搏器等，随时做好抢救准备；对于突然发生室扑或室颤的患者，立即行非同步直流电除颤。

5. 用药、安置心脏起搏器及心脏电复律的护理

（1）用药护理。

1）正确、准确使用抗心律失常药，口服药应按时按量服用；静脉注射速度应缓慢（腺苷除外），宜5~15分钟内注完；滴注药物可用输液泵调节速度。用药过程中及用药后要注意观察患者心律、心率、血压、呼吸及意识状况，以判断疗效。

2）观察药物不良反应（表3-1）。

表3-1　常用抗心律失常药物的适应证及不良反应

药名	适应证	不良反应
奎尼丁	房性与室性期前收缩；各种快速性心动过速；心房颤动和扑动；预防上述心律失常复发	1. 消化道症状：厌食、呕吐、恶心、腹泻、腹痛等。血液系统症状：溶血性贫血、血小板减少 2. 心脏方面：窦性停搏、房室阻滞、QT间期延长与尖端扭转性室速、晕厥、低血压 3. 其他：视听觉障碍、意识模糊、皮疹、发热
普鲁卡因胺		1. 心脏方面：中毒浓度抑制心肌收缩力，低血压、传导阻滞与QT间期延长及多形性室速 2. 胃肠道反应较奎尼丁少见，中枢神经系统反应较利多卡因少见 3. 其他：可见发热、粒细胞减少症；药物性狼疮
利多卡因	急性心肌梗死或复发性室性快速性心律失常；室颤复苏后防止复发	1. 神经系统方面：眩晕、感觉异常、意识模糊、谵妄、昏迷 2. 心脏方面：少数可引起窦房结抑制、房室传导阻滞

续表

药名	适应证	不良反应
美西律	急、慢性室性快速性心律失常（特别是 QT 间期延长者）；常用于小儿先天性心脏病及室性心律失常	1. 心脏方面：低血压（发生于静脉注射时）、心动过缓 2. 其他：呕吐、恶心、运动失调、震颤、步态障碍、皮疹
普罗帕酮	室性期前收缩；各种类型的室上性心动过速，难治性、致命性室速	1. 心脏方面：窦房结抑制、房室传导阻滞、加重心力衰竭 2. 其他：眩晕、味觉障碍、视物模糊；胃肠道不适；可能加重支气管痉挛
β 受体阻滞药	甲状腺功能亢进症、嗜铬细胞瘤、麻醉、运动与精神诱发的心律失常；房颤与房扑时减慢心室率；室上性心动过速；洋地黄中毒引起的心动过速、期前收缩等；长 QT 间期延长综合征；心肌梗死后	1. 心脏方面：低血压、心动过缓、充血性心力衰竭、心绞痛患者突然撤药引起症状加重、心律失常、急性心肌梗死 2. 其他：加剧哮喘与慢性阻塞性肺疾病；间歇性跛行、雷诺现象、精神抑郁；糖尿病患者可能出现低血糖、乏力现象
胺碘酮	各种快速心律失常；肥厚性心肌病，心肌梗死后室性心律失常、复苏后预防室性心律失常复发	1. 最严重心外毒性为肺纤维化；转氨酶升高；光过敏，角膜色素沉着；甲状腺功能亢进或减退症；胃肠道反应 2. 心脏方面：心动过缓，致心律失常作用少
维拉帕米	各种折返性室上性心动过速；房颤与房扑时减慢心室率，某些特殊类型的室速	1. 增加地高辛浓度 2. 心脏方面：低血压、心动过缓、房室传导阻滞、心搏停顿。禁用于严重心力衰竭、严重房室传导阻滞、房室旁路前传的房颤、严重窦房结病变、室性心动过速、心源性休克
腺苷	折返环中含有房室结折返性心动过速的首选药；心力衰竭、严重低血压适用	潮红，短暂的呼吸困难、胸部压迫感（1 分钟左右），可有短暂的窦性停搏、室性期前收缩或短阵室性心动过速

（2）安置心脏起搏器及心脏电复律的护理。

6. 心理护理

经常与患者交流，倾听心理感受，给予必要的解释与安慰，加强巡视。鼓励家属安慰患者，酌情增减家属探视时间。

（三）健康教育

心律失常的预后取决于有无器质性心脏病及心律失常的类型、严重程度。健康教育主要体现在以下 4 个方面。

1. 疾病知识宣教

向患者讲解心律失常的病因、诱因、临床表现及防治知识。教会患者及家属自测脉搏和心律，每日 1 次，每次 1 分钟，并做好记录。积极治疗原发病，遵医嘱服用抗心律失常药，不可自行增减或停药，同时注意药物的不良反应。有晕厥史的患者应避免从事驾驶、高空作业等危险工作，出现头晕等脑缺血症状时，应立即平卧，下肢适当抬高。教会家属心肺复苏术，以备急用。

2. 避免诱因

注意休息，劳逸结合，情绪稳定，防止增加心脏负担。无器质性心脏病的患者应积极参与体育锻炼，改善自主神经功能。有器质性心脏病的患者根据心功能情况酌情活动。快速型心律失常患者应戒烟酒，避免摄入刺激性食物，如咖啡、浓茶、槟榔等；心动过缓者应避免屏气用力动作，如用力排便，以免兴奋迷走神经而加重心动过缓。

3. 及时就诊

（1）脉搏过缓，少于 60 次/分，并有头晕、目眩或黑蒙症状。

（2）脉搏过快，超过 100 次/分，休息及情绪稳定时仍不减慢。

（3）脉律不齐，有漏搏、期前收缩超过 5 次/分。

（4）原来整齐的脉搏出现脉搏忽强忽弱、忽快忽慢现象。

（5）应用抗心律失常药物后出现不良反应。

4. 定期复诊

定期门诊复查 ECG。

第三节　冠状动脉粥样硬化性心脏病

冠状动脉粥样硬化性心脏病是冠状动脉粥样硬化后造成管腔狭窄、阻塞和（或）冠状动脉功能性痉挛，导致心肌缺血、缺氧引起的心脏病，简称冠心病，又称缺血性心脏病，是动脉硬化引起器官病变的最常见类型，也是严重危害人们健康的常见病。本病发病多在 40 岁以后，早期男性发病率多于女性。

根据本病的病理解剖和病理生理变化不同和临床表现特点，1979 年世界卫生组织将冠状动脉粥样硬化性心脏病分为隐匿型冠心病、心绞痛型冠心病、心肌梗死型冠心病、缺血性心肌病及猝死型冠心病 5 种临床类型。

近年来临床专家将冠状动脉粥样硬化性心脏病分为急性冠状动脉综合征和慢性缺血综合征两大类。急性冠状动脉综合征类型中包括不稳定型心绞痛、非 ST 段抬高性心肌梗死、ST 抬高性心肌梗死、猝死型冠心病。慢性缺血综合征类型中包括稳定型心绞痛、冠状动脉正常的心绞痛（X 综合征）、无症状性心肌缺血、缺血性心肌病。

一、心绞痛

心绞痛临床分为稳定型心绞痛和不稳定型心绞痛。稳定型心绞痛是指在冠状动脉粥样硬化的基础上，由于心肌负荷增加，发生冠状动脉供血不足，导致心肌急剧暂时的缺血、缺氧所引起的临床综合征。

（一）病因与发病机制

当冠状动脉的供血与心肌需血量之间发生矛盾时，冠状动脉血流量不能满足心肌细胞代谢需要，造成心肌暂时的缺血、缺氧，心肌在缺血、缺氧情况下产生的代谢产物，刺激心脏内的传入神经末梢、颈$_{1\sim5}$胸交感神经节和相应的脊髓段传入大脑，再与自主神经进入水平相同脊髓段的脊神经所分布的区域，即胸骨后、胸骨下段、上腹部、左肩、左臂前内侧与小指，产生疼痛感觉。由于心绞痛不是经由躯体神经传入，因此不能准确定位，常不是锐痛。

正常心肌耗氧的多少主要取决心肌张力、心肌收缩强度、心率，因此常用“心率×收缩压”作为评估心肌耗氧的指标。心肌能量的产生需要心肌细胞将血液中大量的氧摄入，因此，当氧供需增加的时候，就难以从血液中摄入更多的氧，只能增加冠状动脉的血流量提供。在正常情况下，冠状动脉血流量是随机体生理需要而变化，在剧烈体力活动、缺氧等情况时，冠状动脉就要扩张，使血流量增加，满足机体需要。

当冠状动脉粥样硬化所致的冠脉管腔狭窄和（或）部分分支闭塞时，冠状动脉扩张能力减弱，血流量减少，心肌供血处于相对固定状态，一般休息状态可以无症状。当心脏负荷突然增加，如劳累、情绪激动等，使心肌张力增加、心肌收缩力增加、心率增快，都可以引起心肌耗氧量增加，冠状动脉不能相应扩张以满足心肌需血量，引起心绞痛发作。另外如主动脉瓣膜病变、严重贫血、肥厚型心肌病等，由于血液携带氧的能力降低或是肥厚的心肌使心肌耗氧增加或是心排血量过低/舒张压过低，均可造成心肌氧的供需失衡，心肌缺血、缺氧，引发心绞痛。各种原因引起冠状动脉痉挛，不能满足心肌需血量，也可引发心绞痛。

稳定型心绞痛常发生于劳累、激动的当时，典型心绞痛在相似的情况下可重复出现，但是同样的诱因情况可以只是在早晨而不在下午出现心绞痛，提示与早晨交感神经兴奋性增高等昼夜节律变化有关。若发作的规律有变化或诱因强度降低仍诱发心绞痛发作，常提示患者发生不稳定型心绞痛。

（二）临床表现

1. 症状

阵发性胸痛或心前区不适是典型心绞痛的特点。

（1）疼痛部位：胸骨体中上段、胸骨后可波及心前区，甚至整个前胸，边界不清。可放射至左肩、左臂内侧，甚至可达左手环指和小指，也可向上放射至颈部、咽部和下颊部，或放射至上腹部甚至下腹部。

（2）疼痛性质：常为压迫感、发闷、紧缩感，也可为烧灼感，偶可伴有濒死、恐惧感。患者可因疼痛而被迫停止原来的活动，直至症状缓解。

（3）持续时间：1~5 分钟，一般不超过 15 分钟。

（4）缓解方式：休息或含服硝酸甘油后几分钟内缓解。

（5）发作频率：发作频率不固定，可数日或数周发作 1 次，也可一日内多次发作。

（6）诱发因素：有体力劳动、情绪激动、饱餐、寒冷、吸烟、休克等情况。

2. 体征

发作时可有心率增快，血压暂时升高症状；有时出现第四或第三心音奔马律；也可有心尖部暂时性收缩期杂音，出现交替脉。

（三）辅助检查

1. 心电图检查

心电图检查是发现心肌缺血，诊断心绞痛最常用的检查方法。

（1）静息心电图检查。缓解期可无任何表现。心绞痛发作期特征性的心电图可见 ST 段压低>0.1 mV，T 波低平或倒置，ST 段改变比 T 波改变更具有特异性。少部分患者发作时有低平、倒置的 T 波变为直立，也可以诊断心肌缺血。T 波改变对于心肌缺血诊断的特异性不如 ST 段改变，但发作时的心电图与发作前的心电图进行比较有明显差别，而且发作之后心电图有所恢复，有时具有诊断意义。部分患者发作时可出现各种心律失常，最常见的是左束支传导阻滞和左前分支传导阻滞。

（2）心电图负荷试验。心电图负荷试验是最常用的运动负荷试验。心绞痛患者在运动中出现典型心绞痛，心电图有 ST 段水平型或下斜型压低≥0.1 mV，持续 2 分钟即为运动负荷试验阳性。

2. 超声心动图检查

缓解期可无异常表现，心绞痛发作时可发现节段性室壁运动异常，可有一过性心室收缩、舒张功能障碍的表现。

超声心动图负荷试验是诊断冠心病的方法之一，敏感性和特异性高于心电图负荷试验，可以识别心肌缺血的范围和程度。

3. 放射性核素检查

^{201}Tl（铊）静息和负荷心肌灌注显像，在静息状态可以见到心肌梗死后瘢

痕部位的铊灌注缺损的显像。负荷心肌灌注显像是在运动诱发心肌缺血时，显示出冠状动脉供血不足而导致的灌注缺损。

4. 冠状动脉造影检查

冠状动脉造影目前是诊断冠心病的金标准。可发现冠状动脉系统病变的范围和程度，当管腔直径缩小 75%以上时，将严重影响心肌供血。

（四）治疗

心绞痛治疗的主要目的：一是预防心肌梗死及猝死，改善预后；二是减轻症状，提高生活质量。

1. 心绞痛发作期治疗

（1）休息。发作时立刻休息，一般在停止活动后 3~5 分钟症状即可消失。

（2）应用硝酸酯类药物。硝酸酯类药物是最有效、作用最快的终止心绞痛发作的药物，如舌下含化硝酸甘油 0. 3~0. 6 mg，1~2 分钟开始起效，作用持续 30 分钟左右或舌下含化硝酸异山梨酯 5~10 mg，2~5 分钟起效，作用持续 2~3 小时。

2. 缓解期治疗

（1）去除诱因。

尽量避免已确知的诱发因素，保持体力活动，调整活动量，避免过度劳累；保持平和心态，避免心情紧张、情绪激动；调整饮食结构，严禁烟酒，避免饱餐。

控制血压，将血压控制在 130/80 mmHg 以下；改善生活方式，控制体重；积极治疗糖尿病，控制糖化血红蛋白≤7%。

（2）应用硝酸酯类制剂。

硝酸酯类制剂可以扩张容量血管，减少静脉回流，同时对动脉也有轻度扩张，降低心脏后负荷，进而降低心肌耗氧量。硝酸酯类制剂可以扩张冠状动脉，增加心肌供血，改善需血氧与供血氧的矛盾，缓解心绞痛症状。

1）硝酸甘油：舌下含服，起效快，常用于缓解心绞痛发作。

2）硝酸甘油气雾剂：常可用于缓解心绞痛发作，作用方式如同舌下含片。

3）2%硝酸甘油贴剂：适用于预防心绞痛发作，贴在胸前或上臂，缓慢吸收。

4）二硝酸异山梨酯：口服，每次 5~20 mg，每日 3 次，服用后 30 分钟起效，作用维持 3~5 小时。舌下含服 2~5 分钟起效，每次可用 5~10 mg，维持时间为2~3 小时。

应用硝酸酯类制剂的不良反应有头晕、头部跳痛感、面红、心悸等，静脉给药还可有血压下降现象。持续应用硝酸酯类制剂可以产生耐药性。

(3) 应用β受体阻滞药。

β受体阻滞药是冠心病二级预防的首选药，应终身服用。如普萘洛尔、阿替洛尔、美托洛尔等。使用剂量应个体化，在治疗过程中以清醒时静息心率不低于50次/分为宜。从小剂量开始，逐渐增加剂量，以达到缓解症状、改善预后的目的。如果必须停药，应逐渐减量，避免突然停药引起症状反跳，甚至诱发急性心肌梗死。对于心动过缓、房室传导阻滞的患者不宜使用。慢性阻塞性肺疾病、支气管哮喘、心力衰竭、外周血管病患者均应慎用。

(4) 应用钙通道阻滞药。

钙通道阻滞药抑制心肌收缩，扩张周围血管，降低动脉压，降低心脏后负荷，减少心肌耗氧量。还可以扩张冠状动脉，缓解冠状动脉痉挛，改善心内膜下心肌的供血。临床常用制剂有硝苯地平、地尔硫䓬等。

常见不良反应有胫前水肿、面色潮红、头痛、便秘、嗜睡、心动过缓、房室传导阻滞等。

(5) 应用抑制血小板聚集的药物。

冠状动脉内血栓形成是急性冠心病事件发生的主要特点，抑制血小板功能对于预防事件、降低心血管死亡具有重要意义。临床常用肠溶阿司匹林75~150 mg/d，主要不良反应是胃肠道症状，严重程度与药物剂量有关，引发消化道出血的年发生率为1‰~2‰。如有消化道症状及不能耐受、过敏、出血等情况，可应用氯吡格雷和质子泵抑制药如奥美拉唑替代阿司匹林。

(五) 护理

1. 一般护理

发作时应立即休息，同时舌下含服硝酸甘油。缓解期可适当活动，避免剧烈运动，保持情绪稳定。秋、冬季外出应注意保暖。对吸烟患者应鼓励戒烟，以免加重心肌缺氧。

2. 病情观察

了解患者发生心绞痛的诱因，发作时疼痛的部位、性质、持续时间、缓解方式、伴随症状等。发作时应尽可能描记心电图，以明确心肌供血情况。如症状变化，应警惕急性心肌梗死的发生。

3. 用药护理

应用硝酸甘油时，嘱咐患者舌下含服或嚼碎后含服，应在舌下保留一些唾液，以利于药物迅速溶解进而吸收。含药后应平卧，以防低血压的发生。服用硝酸酯类药物后常有头胀、面红、头晕、心悸等血管扩张的表现，一般持续用药数日后可自行好转。对于心绞痛发作频繁或含服硝酸甘油效果不好的患者，可静脉滴注硝酸甘油，但注意滴速，需监测血压、心率变化，以免造成血压降低。青光眼、低血压者禁用。

4. 饮食护理

给予低热量、低脂肪、低胆固醇、少糖、少盐、适量蛋白质、丰富的维生素饮食，宜少食多餐，不饮浓茶、咖啡，避免辛辣刺激性食物。

5. 健康教育

（1）饮食指导。告诉患者宜摄入低热量、低动物脂肪、低胆固醇、少糖、少盐、适量蛋白质食物，饮食中应有适量的纤维素和丰富的维生素，宜少食多餐，不宜过饱，不饮浓茶、咖啡，避免辛辣刺激性食物。肥胖者控制体重。

（2）预防疼痛。寒冷可使冠状动脉收缩，加重心肌缺血，故冬季外出应注意保暖。告诉患者洗澡不要在饱餐或饥饿时进行，洗澡水温不要过冷或过热，时间不宜过长，不要锁门，以防意外。有吸烟习惯的患者应戒烟，因为吸烟产生的一氧化碳影响氧合，会加重心肌缺氧，引发心绞痛。

（3）活动与休息。合理安排活动和休息，缓解期可适当活动，但应避免剧烈运动（如快速登楼、追赶汽车），保持情绪稳定，避免过劳。

（4）定期复查。定期检查心电图、血脂、血糖情况，积极治疗高血压，控制血糖和血脂。如出现不适及疼痛加重的情况，用药效果不好，应到医院就诊。

（5）按医嘱服药。平时要随身携带保健药盒（内有保存在深色瓶中的硝酸甘油等药物）以备急用，并注意定期更换。学会自我监测药物的不良反应，自测脉率、血压，密切观察心率及血压变化，如发现心动过缓，应到医院调整药物。

二、急性心肌梗死

急性心肌梗死是在冠状动脉硬化的基础上，冠状动脉血供急剧减少或中断，使相应的心肌发生严重持久的缺血导致心肌坏死。临床表现为持久的胸前区疼痛、发热、血白细胞计数增多、血清心肌坏死标志物增多和心电图变化，还可发生心律失常、休克或心力衰竭三大并发症，也属于急性冠状动脉综合征的严重类型。

（一）病因与发病机制

基本病因是冠状动脉粥样硬化，造成一支或多支血管狭窄，在侧支循环未建立时，使心肌供血不足。也有极少数患者以冠状动脉栓塞、炎症、畸形、痉挛和冠状动脉口阻塞为基本病因。

在冠状动脉严重狭窄的基础上，一旦心肌需血量猛增或冠状动脉血供锐减，使心肌缺血达 20~30 分钟或以上，即可发生急性心肌梗死。

研究证明，多数心肌梗死是由于粥样斑块破溃、出血、管腔内血栓形成，使管腔闭塞。还有部分患者是由于冠状动脉粥样斑块内或其下出血或血管持续痉挛，使冠状动脉完全闭塞。

促使粥样斑块破裂、出血、血栓形成的诱因有：机体交感神经活动增高，应激反应性增强，心肌收缩力加强、心率加快、血压增高；饱餐，特别在食用大量脂肪后，使血脂升高，血黏稠度增高；剧烈活动、情绪过分紧张或过分激动、用力排便或血压突然升高，均可使左心室负荷加重；脱水、出血、手术、休克或严重心律失常，可使心排血量减少，冠状动脉灌注减少。

急性心肌梗死发生并发症，均可使冠状动脉灌注量进一步降低，心肌坏死范围扩大。

（二）临床表现

1. 先兆表现

50%以上的患者发病数日或数周前有胸闷、心悸、乏力、恶心、大汗、烦躁、血压波动、心律失常、心绞痛等前驱症状。以新发生的心绞痛或原有心绞痛发作频繁且程度加重、持续时间长、服用硝酸甘油效果不好为常见。

2. 主要症状

（1）疼痛。为最早、最突出的症状，其性质和部位与心绞痛相似，但程度更剧烈，伴有烦躁、大汗、濒死感。一般无明显的诱因，疼痛可持续数小时或数日，休息和含服硝酸甘油无效。少数患者症状不典型，疼痛可位于上腹部或颈背部，甚至无疼痛表现。

（2）全身症状。一般在发生疼痛 24~48 小时或以后，出现发热、心动过速现象。一般发热体温在 38 ℃左右，多在 1 周内恢复正常。可有胃肠道症状如恶心、呕吐、上腹胀痛，重者可有呃逆。

（3）心律失常。有 75%~95%的患者发生心律失常，多发生于病后 1~2 日，前 24 小时内发生率最高，以室性心律失常最多见，如频发室性期前收缩，成对出现或呈短阵室性心动过速，常是室颤先兆。室颤是急性心肌梗死早期患者死亡的主要原因。

（4）心源性休克。疼痛时常见血压下降，如疼痛缓解时，收缩压<80 mmHg（10.7 kPa），同时伴有烦躁不安、面色苍白或发绀、皮肤湿冷、脉搏细速、尿量减少、反应迟钝，则为休克表现，约 20%的患者常于心肌梗死后数小时至 1 周内发生。

（5）心力衰竭。约 50%的患者在起病最初几日，疼痛或休克好转后，出现呼吸困难、咳嗽、发绀、烦躁等左侧心力衰竭的表现，重者可发生急性肺水肿，随后可出现颈静脉怒张、肝肿大、水肿等右侧心力衰竭的表现。右心室心肌梗死患者可发病开始即出现右侧心力衰竭表现，同时伴有血压下降。

3. 体征

多数患者心率增快，但也有少数患者心率变慢，心尖部第一心音降低，出现第三、第四心音奔马律。有 10%~20%的患者在发病的 2~3 日，由于反应性纤维性心包炎，可出现心包摩擦音。可有各种心律失常。

除极早期血压可增高外，随之几乎所有患者血压下降，发病前高血压患者血压可降至正常，而且多数患者不再恢复起病前血压水平。

可有与心律失常、休克、心力衰竭相关体征。

4. 其他并发症

其他并发症包括乳头肌功能不全或断裂、心室壁瘤、栓塞、心脏破裂、心肌梗死后综合征等。

（三）辅助检查

1. 心电图改变

（1）特征性改变。面向坏死区的导联，出现宽而深的异常 Q 波；在面向坏死区周围损伤区的导联，出现 ST 段抬高呈弓背向上；在面向损伤区周围心肌缺氧区的导联，出现 T 波倒置；在背向心肌梗死的导联则出现 R 波增高、ST 段压低、T 波直立并增高。

（2）动态性改变。起病数小时后 ST 段弓背向上抬高，与直立的 T 波连接成单向曲线；两日内出现病理性 Q 波，R 波降低；数日后 ST 段恢复至基线水平，T 波低平、倒置或双向；数周后 T 波可倒置，病理性 Q 波永久遗留。

2. 实验室检查

（1）肌红蛋白。肌红蛋白敏感性高但特异性不高，起病后 2 小时内升高，12 小时内达到高峰，24~48 小时恢复正常。

（2）肌钙蛋白。肌钙蛋白 I 或肌钙蛋白 T 起病后 3~4 小时升高。肌钙蛋白 I 11~24 小时达到高峰，7~10 日恢复正常。肌钙蛋白 T 24~48 小时达到高峰，10~14 日恢复正常。

这些心肌结构蛋白含量增加是诊断心肌梗死的敏感指标。

（3）血清心肌酶。出现肌酸激酶同工酶 CK-MB、磷酸肌酸激酶、门冬氨酸氨基转移酶、乳酸脱氢酶升高现象，其中磷酸肌酸激酶是出现最早、恢复最早的酶，肌酸激酶同工酶 CK-MB 诊断敏感性和特异性均极高，起病 4 小时内增高，16~24 小时达到高峰，3~4 日恢复正常。增高程度与梗死的范围呈正相关，其高峰出现时间是否提前有助于判断溶栓治疗是否成功。

（4）血细胞。发病 24~48 小时后白细胞升高（10~20）$\times 10^9/L$，中性粒细胞比例增多，嗜酸性粒细胞减少；红细胞沉降率增快；C 反应蛋白增高。

（四）治疗

急性心肌梗死治疗原则是尽快恢复心肌血流灌注，挽救心肌，缩小心肌缺血范围，防止梗死面积扩大，保护和维持心功能，及时处理各种并发症。

1. 一般治疗

（1）休息。急性期卧床休息 12 小时，若无并发症，24 小时内应鼓励患者床上活动肢体，第三日可在床边活动，第四日起逐步增加活动量，1 周内可达到每日 3 次步行 100～150 m。

（2）监护。急性期进行心电图、血压、呼吸监护，密切观察生命体征变化和心功能变化。

（3）吸氧。急性期持续吸氧 4～6 L/min，如发生急性肺水肿，按其处理原则处理。

（4）抗凝治疗。无禁忌证患者嚼服肠溶阿司匹林 150～300 mg，连服 3 日，以后改为 75～150 mg/d，长期服用。

2. 解除疼痛

哌替啶 50～100 mg 肌内注射或吗啡 5～10 mg 皮下注射，必要时 1～2 小时可重复使用1 次，以后每 4～6 小时重复使用，用药期间要注意防止呼吸抑制。疼痛轻的患者可应用可待因或罂粟碱 30～60 mg 肌内注射或口服，也可用硝酸甘油静脉滴注，但需注意心率、血压变化，防止心率增快、血压下降。

3. 心肌再灌注

心肌再灌注是一种积极治疗措施，应在发病 12 小时内，最好在 3～6 小时进行，使冠状动脉再通，心肌再灌注，使濒临坏死的心肌得以存活，坏死范围缩小，减轻梗死后心肌重塑，改善预后。

（1）经皮冠状动脉介入治疗（PCI）。实施 PCI 首先要有具备实施介入治疗的条件，并建立急性心肌梗死急救的绿色通道，患者到院明确诊断之后，既要给予患者常规治疗，又要做好术前准备，同时将患者送入心导管室。

1）直接 PCI 适应证。ST 段抬高和新出现左束支传导阻滞；ST 段抬高性心肌梗死并发休克；非 ST 段抬高性心肌梗死，但梗死的动脉严重狭窄；有溶栓禁忌证，又适宜再灌注治疗的患者。注意事项：发病 12 小时以上的患者不宜实施 PCI；对非梗死相关的动脉不宜实施 PCI；心源性休克需先行主动脉球囊反搏术，待血压稳定后方可实施 PCI。

2）补救 PCI。对于溶栓治疗后仍有胸痛，抬高的 ST 段降低不明显，应实施补救 PCI。

3）溶栓治疗再通后 PCI。溶栓治疗再通后，在 7～10 日行冠状动脉造影，对残留的狭窄血管并适宜的行 PCI，可进行 PCI。

(2) 溶栓疗法。对于由于各种原因没有进行介入治疗的患者，在无禁忌证情况下，可尽早行溶栓治疗。

1) 适应证。2个以上（包括两个）导联ST段抬高或急性心肌梗死伴左束支传导阻滞，发病<12小时，年龄<75岁；ST段抬高明显的心肌梗死患者，年龄>75岁；ST段抬高性心肌梗死发病已达12~24小时，但仍有胸痛、广泛ST段抬高者。

2) 禁忌证。既往病史中有出血性脑卒中；近1年内有过缺血性脑卒中、脑血管病；颅内肿瘤；近1个月有过内脏出血或已知出血倾向；正在使用抗凝药；近1个月有创伤史、>10分钟的心肺复苏，近3周来有外科手术史，近2周内有在不能压迫部位的大血管穿刺术；未控制的高血压，血压>180/110 mmHg；未排除主动脉夹层。

3) 常用溶栓药物。尿激酶（UK）在30分钟内静脉滴注150万~200万U；链激酶（SK）、重组链激酶（rSK）在1小时内静脉滴注150万U。应用链激酶须注意有无过敏反应，如寒战、发热等。重组组织型纤溶酶原激活药（rt-PA）在90分钟内静脉给药100 mg，先静脉注射15 mg，继而在30分钟内静脉滴注50 mg，随后60分钟内静脉滴注35 mg。另外，在用rt-PA前后均需静脉滴注肝素，应用rt-PA前需用肝素5 000 U，用rt-PA后需每小时静脉滴注肝素700~1 000 U,持续使用2日。之后3~5日，每12小时皮下注射肝素7 500 U或使用低分子肝素。血栓溶解指标：抬高的ST段2小时内回落50%；2小时内胸痛消失；2小时内出现再灌注性心律失常；血清CK-MB酶峰值提前出现。

4. 心律失常处理

室性心律失常可引起猝死，应立即处理，首选给予利多卡因静脉注射，反复出现可使用胺碘酮治疗，发生室颤时应立即实施电复律；对房室传导阻滞，可用阿托品、异丙肾上腺素等药物，严重者需安装人工心脏起搏器。

5. 控制休克

补充血容量，应用升压药及血管扩张药，纠正酸碱平衡紊乱。如处理无效，应选用在主动脉内球囊反搏术的支持下积极行经皮冠状动脉成形术或支架置入术。

6. 治疗心力衰竭

主要是治疗急性左侧心力衰竭。急性心肌梗死24小时内禁止使用洋地黄类制剂。

7. 二级预防

预防动脉粥样硬化、冠心病的措施属于一级预防，对于已经患有冠心病、心肌梗死的患者预防再次梗死，防止发生心血管事件的措施属于二级预防。

二级预防措施有：①应用阿司匹林或氯吡格雷等药物，抗血小板集聚；应用硝酸酯类药物，抗心绞痛治疗。②预防心律失常，减轻心脏负荷；控制血压在 140/90 mmHg 以下，合并糖尿病或慢性肾功能不全应控制在 130/80 mmHg 以下。③戒烟，控制血脂。④控制饮食，治疗糖尿病，糖化血红蛋白应低于 7%，体重指数应控制在标准体重之内。⑤对患者及家属要普及冠心病相关知识教育，鼓励患者有计划、适当地运动。

（五）护理

1. 身心休息

急性期绝对卧床，减少心肌耗氧，避免诱因。保持安静，减少探视，避免不良刺激，保证睡眠。陪伴和安慰患者操作熟练，有条不紊，理解并鼓励患者表达恐惧。

2. 改善活动耐力

改善活动耐力，帮助患者制订逐渐活动计划。对于固定时间和情境出现疼痛的患者，可预防性给药。若患者在活动后出现呼吸加快或困难、脉搏过快或停止后 3 分钟未恢复，血压异常、胸痛、眩晕，应停止活动，并以此作为限制最大活动量的指标。

3. 病情观察

监护 5~7 日，监测心电图、心率、心律、血压、血流动力学，有并发症应延长监护时间。如心率、心律和血压变化，出现心律失常，特别是室性心律失常和严重的房室传导阻滞、休克，应及时报告医师处理。观察尿量、意识改变，以帮助判断休克的情况。

4. 吸氧

前 3 日给予高流量吸氧 4~6 L/min，而后可间断吸氧。如发生急性肺水肿，按其处理原则护理。

5. 镇痛护理

遵医嘱给予哌替啶、吗啡等镇痛药物，对于烦躁不安的患者可给予地西泮肌内注射。观察疼痛性质及其伴随症状的变化，注意有无呼吸抑制、心率加快等不良反应。

6. 防止便秘护理

向患者强调预防便秘的重要性，食用富含纤维食物。注意多饮水，每日 1 500 mL。遵医嘱长期服用缓泻药，保证排便通畅。必要时应用润肠药、低压灌肠等。

7. 饮食护理

给予低热量、低脂、低胆固醇和高维生素饮食，少量多餐，避免刺激性食品。

8. 溶栓治疗护理

溶栓前要确保静脉通道畅通。仔细询问病史，除外溶栓禁忌证；溶栓前需检查血常规、凝血时间、血型，配血备用。

溶栓治疗中观察患者有无寒战、皮疹、发热等过敏反应。应用抗凝药物如阿司匹林、肝素，使用过程中应严密观察有无出血倾向。应用溶栓治疗时应严密监测出凝血时间和纤溶酶原，防止出血，注意观察有无牙龈、皮肤、穿刺点出血，观察尿、大便的颜色。出现大出血时需立即停止溶栓，输鱼精蛋白，输血。

溶栓治疗后应定时记录心电图，检查心肌酶谱，观察胸痛有无缓解。

9. 经皮冠状动脉介入治疗后护理

防止出血与血栓形成，停用肝素 4 小时后，复查全血凝固时间，凝血时间在正常范围之内，拔除动脉鞘管，压迫止血，加压包扎，患者继续卧床 24 小时，术肢制动。同时，严密观察生命体征，注意有无胸痛。观察足背动脉搏动情况，鞘管留置部位有无出血、血肿症状。

10. 预防并发症

（1）预防心律失常及护理。急性期要持续进行心电监护，发现频发室性期前收缩，成对的、多源性的、呈 RonT 现象的室性期前收缩或发现房室传导阻滞时，应及时通知医师处理，遵医嘱应用利多卡因等抗心律失常药物，同时要警惕发生室颤、猝死。电解质紊乱、酸碱失衡也是引起心律失常的重要因素，要监测电解质和酸碱平衡状态，准备好急救药物和急救设备如除颤器、起搏器等。

（2）预防休克及护理。遵医嘱给予扩容、纠酸、血管活性药物，避免脑缺血，保护肾功能，让患者取平卧位或头低足高位。

（3）预防心力衰竭及护理。在起病最初几日甚至在心肌梗死演变期内，急性心肌梗死的患者可能发生心力衰竭，多表现为左侧心力衰竭。因此要严密观察患者有无咳嗽、咳痰、呼吸困难、尿少等症状，观察肺部有无湿啰音。避免情绪烦躁、饱餐、用力排便等加重心脏负荷的因素。如发生心力衰竭，即按心力衰竭护理进行护理。

11. 健康教育

（1）养成良好生活习惯。调整生活方式，缓解压力，克服不良情绪，避免饱餐、寒冷刺激。洗澡时应注意：不在饱餐和饥饿时洗，水温和体温相当，时间不要过长，卫生间不上锁，必要时有人陪同。

（2）积极治疗危险因素。积极治疗高血压、高脂血症、糖尿病，控制体重于正常范围，戒除烟酒。自觉落实二级预防措施。

(3) 按时服药。了解所服药物作用及不良反应，随身携带药物和保健卡。按时服药，定期复查，终身随诊。

(4) 合理饮食。食用低热量、低脂、低胆固醇，总热量不宜过高的饮食，以维持正常体重为度。清淡饮食，少量多餐。避免大量刺激性食品。多食含纤维素和果胶的食物。

第四章

消化系统疾病的护理

第一节　功能性消化不良

功能性消化不良（FD）是临床上最常见的一种功能性胃肠病，是指具有上腹痛、上腹胀、早饱、嗳气、食欲不振、恶心、呕吐等上腹不适症状，经检查排除了引起这些症状的胃肠、肝胆及胰腺等器质性疾病的一组临床综合征，症状可持续或反复发作，病程一般超过 1 个月或在 1 年中累计超过 12 周。

根据临床特点，FD 分为 3 型：运动障碍型，以早饱、食欲不振及腹胀为主；溃疡型，以上腹痛及反酸为主；反流样型。

一、临床表现

1. 症状

FD 有上腹痛、上腹胀、早饱、嗳气、食欲不振、恶心、呕吐等症状，常以某一个或某一组症状为主，至少持续或累积 4 周/年以上，在病程中症状也可发生变化。

FD 起病多缓慢，病程常经年累月，呈持续性或反复发作，不少患者由饮食、精神等因素诱发。部分患者伴有失眠、焦虑、抑郁、头痛、注意力不集中等精神症状。无贫血、消瘦等消耗性疾病表现。

2. 体征

FD 的体征多无特异性，多数患者中上腹有触痛或触之不适感。

二、辅助检查

（1）血、尿、便常规和肝、肾功能均正常，血糖及甲状腺功能正常。

（2）胃镜、B 超、X 线钡餐检查。

（3）胃排空试验有近 50%的患者出现胃排空延缓。

三、治疗

主要是对症治疗，个体化治疗和综合治疗相结合。

1. 一般治疗

避免烟、酒及服用非甾体抗炎药，建立良好的生活习惯。注意心理治疗，对失眠、焦虑患者适当予以镇静药物。

2. 药物治疗

（1）抑制胃酸分泌药。H_2 受体阻滞剂或质子泵抑制剂，适用于以上腹痛为主要症状的患者。症状缓解后不需要维持治疗。

（2）促胃肠动力药。常用多潘立酮、西沙必利和莫沙必利，以后两者疗效为佳。适用于以上腹胀、早饱、嗳气为主要症状患者。

（3）胃黏膜保护剂。常用枸橼酸铋钾。

（4）抗幽门螺杆菌治疗。疗效尚不明确，对部分有幽门螺杆菌感染的 FD 患者可能有效，以选用铋剂为主的三联为佳。

（5）镇静剂或抗抑郁药。适用于治疗效果欠佳且伴有明显精神症状的患者，宜从小剂量开始，注意观察药物的不良反应。

四、主要护理诊断/问题

1. 舒适的改变

与腹痛、腹胀、反酸有关。

2. 营养失调，低于机体需要量

与消化不良、营养吸收障碍有关。

3. 焦虑

与病情反复、迁延不愈有关。

五、护理措施

1. 心理护理

本病为慢性反复发作的过程，因此，护士应做好心理疏导工作，尽量避免各种刺激及不良情绪，详细讲解疾病的性质，鼓励患者，提高认知水平，帮助患者树立战胜疾病的信心。教会患者稳定情绪，保持心情愉快，培养广泛的兴趣爱好。

2. 饮食护理

建立良好的生活习惯，避免烟、酒及服用非甾体抗炎药。强调饮食规律性，进食时勿做其他事情，睡前不要进食，利于胃肠道的吸收及排空。避免高脂油炸食物，忌坚硬食物及刺激性食物，注意饮食卫生。饮食适量，不宜极渴时饮水，一次饮水量不宜过多。不能因畏凉食而进食热烫食物。进食适量新鲜蔬菜水果，保持低盐饮食。少食易产气的食物及寒、酸性食物。

3. 合理活动

参加适当的活动，如打太极拳、散步或练习气功等，以促进胃肠蠕动及消化腺的分泌。

4. 用药指导

对于焦虑、失眠的患者可适当给予镇静剂，从小剂量开始使用，严密观察使用镇静剂后的不良反应。

六、健康教育

1. 一般护理

功能性消化不良患者在饮食中应避免油腻及刺激性食物，戒烟、戒酒，养成良好的生活习惯，避免暴饮暴食及睡前进食过量；可采取少食多餐的方法；加强体育锻炼；要特别注意保持愉快的心情和良好的心境。

2. 预防护理

（1）进餐时应保持轻松的心情，不要匆促进食，也不要囫囵吞食，更不要站着吃或边走边吃。

（2）不要泡饭或和水进食，饭前或饭后不要立即大量饮用液体。

（3）进餐时不要讨论问题或争吵，讨论应在饭后 1 小时后进行。

（4）不要在进餐时饮酒，进餐后不要立即吸烟。

（5）不要穿着束紧腰部的衣裤就餐。

（6）进餐应定时。

（7）避免大吃大喝，尤其是辛辣和富含脂肪的饮食。

（8）有条件可在两餐之间喝 1 杯牛奶，避免胃酸过多。

（9）少食过甜、过咸食品，食入过多糖果会刺激胃酸分泌。

（10）进食不要过冷或过烫。

第二节　非酒精性脂肪性肝病

非酒精性脂肪性肝病（NAFLD）是指排除过量饮酒和其他明确的损肝因素，以弥漫性肝细胞大泡性脂肪变为病理特征的临床综合征。包括非酒精性单纯性脂肪肝（NAFL）、非酒精性脂肪性肝炎（NASH）及其相关肝硬化和肝细胞癌，其发病和胰岛素抵抗及遗传易感性关系密切。以40~50岁最多见，男女患病率基本相同。

NAFLD的危险因素包括高脂肪高热量膳食结构、多坐少动的生活方式、代谢综合征及其他（肥胖、高血压、血脂紊乱和2型糖尿病）。全球脂肪肝的流行主要与肥胖症患病率迅速增长密切相关。我国近年发病率呈上升趋势，明显超过病毒性肝炎及酒精性肝病的发病率，成为最常见的慢性肝病之一。

一、临床表现

本病起病隐匿，发病缓慢。

1. 症状

NAFLD常无症状。少数患者可有乏力、右上腹轻度不适、肝区隐痛或上腹胀痛等非特异症状。严重脂肪性肝炎可有食欲减退、恶心、呕吐等症状。发展至肝硬化失代偿期的临床表现与其他原因所致的肝硬化相似。

2. 体征

严重脂肪性肝炎可出现黄疸，部分患者可有肝肿大。

二、辅助检查

1. 血清学检查

血清转氨酶和γ-谷氨酰转肽酶水平正常或轻、中度升高，通常以丙氨酸氨基转移酶（ALT）升高为主。

2. 影像学检查

B超、CT和MRI检查对脂肪性肝病的诊断有重要的实用价值，其中B超敏感性高，CT特异性强，MRI在局灶性脂肪肝与肝内占位性病变鉴别时价值较大。

3. 病理学检查

肝穿刺活组织检查是确诊NAFLD的主要方法。

三、诊断

（1）无饮酒史或每周饮酒折合乙醇量<40 g。

（2）除病毒性肝炎、全胃肠外营养等可导致脂肪肝的特定疾病。

（3）血清转氨酶可升高，以ALT升高为主，常伴有谷氨酰转肽酶（GGT）和三酰甘油升高。

（4）除原发病临床表现外，可有乏力、腹胀、肝区隐痛等症状，体检可发现肝、脾肿大。

（5）影像学检查或肝活体组织学检查有特征性改变。

四、治疗

治疗主要针对不同的病因和危险因素，包括病因治疗、饮食控制、运动疗法和药物治疗。

（1）合理饮食，改善不良习惯，合理运动，提倡中等量的有氧运动。

（2）控制危险因素。控制饮食，控制体重在正常范围，改善胰岛素抵抗，调整血脂紊乱，合并高脂血症的患者可采用降血脂治疗，选择对肝细胞损害较小的降血脂药，如贝特类、他汀类或普罗布考类药。维生素 E 具抗氧化作用，可减轻氧化应激反应，建议常规用于脂肪性肝炎治疗。

（3）促进非酒精性脂肪性肝病的恢复。

（4）手术治疗，如肝移植。

五、主要护理诊断/问题

1. 营养失调，高于机体需要量

与饮食失调、缺少运动有关。

2. 焦虑

与病情进展、饮食受限有关。

3. 活动无耐力

与肥胖有关。

六、护理措施

1. 饮食护理

调整饮食结构，以低糖、低脂为饮食原则。在满足基础营养需求的基础上，减少热量的摄入，维持营养平衡，维持正常血脂、血糖水平，降低体重至标准水平。指导患者避免高脂肪食物，如动物内脏、甜食（包括含糖饮料），尽量食用含有不饱和脂肪酸的油脂（如橄榄油、菜籽油、茶籽油等）。多食青菜、水果和富含纤维素的食物，以及瘦肉、鱼肉、豆制品等；多食有助于降低血脂的食物，如燕麦、绿豆、海带、茄子、芦笋、核桃、枸杞、黑木耳、山楂、苹果、葡萄、猕猴桃等。不吃零食，睡前不加餐。避免辛辣刺激性食物。可制作各种减肥食谱小卡片给患者，以增加患者的健康饮食知识，提高其依从性。

2. 适当运动

适当增加运动可以有效地促进体内脂肪消耗。合理安排工作，做到劳逸结合，选择合适的锻炼方式，避免过度劳累。每日安排进行体力活动的量和时间，按减体重目标计算，对于需要亏空的能量，一般多采用增加体力活动量和控制饮食相结合的方法，其中50%应该由增加体力活动的能量消耗来解决，其他50%可由减少饮食总能量和减少脂肪的摄入量以达到需要亏空的总能量。不宜在饭后立即进行运动，也应避开凌晨和深夜运动，以免扰乱人体生物节奏；并发糖尿病者应于饭后1小时进行锻炼。

3. 控制体重

合理设置减肥目标，逐步接近理想体重，防止体重增加或下降过快。用体重指数（BMI）和腹围等作为监测指标，以肥胖度控制在0~10%［肥胖度=（实际体重-标准体重）/标准体重×100%］为度。

4. 改变不良生活习惯

吸烟、饮酒均可致血清胆固醇升高，应督促患者戒烟、戒酒；改变长时间看电视、用计算机、上网等久坐的不良生活方式，增加有氧运动时间。

5. 病情监测

每半年监测体重指数、腹围、血压、肝功能、血脂和血糖，每年做肝、胆、脾B超检查。

七、健康教育

1. 疾病预防指导

让健康人群了解NAFLD的病因，建立健康的生活方式，改变各种不良的生活、行为习惯。

2. 疾病知识指导

教育患者保持良好的心理状态，注意情绪的调节和稳定，鼓励患者随时就相关问题咨询医护人员。让患者了解本病治疗的长期性和艰巨性，增强治疗信心，持之以恒，提高治疗的依从性。

3. 饮食指导

指导患者建立合理的饮食结构及习惯，戒除烟酒。实行有规律的一日三餐。无规律的饮食方式，如不吃早餐或三餐饥饱不均，会扰乱机体的营养代谢。避免过量摄食，吃零食、夜食，以免引发体内脂肪过度蓄积。此外，进食过快不易发生饱腹感，常使能量摄入过度。适宜的饮食可改善胰岛素抵抗，促进脂质代谢和转运，对脂肪肝的防治尤为重要。

4. 运动指导

运动应以自身耐力为基础，循序渐进，保持安全心率（中等强度体力活动时心率为100~120次/分，低强度活动时为80~100次/分）及持之以恒的个体化运动方案，采用中低强度的有氧运动，如慢跑、游泳、快速步行等。睡前进行床上伸展、抬腿运动，可改善睡眠质量。每日运动 1~2 小时优于每周 2~3 次剧烈运动。

第五章

神经系统疾病的护理

第一节　短暂性脑缺血发作

1965 年，美国第四届脑血管病普林斯顿会议对短暂性脑缺血发作（TIA）的定义为：突然出现的局灶性或全脑的神经功能障碍，持续时间不超过 24 小时，且排除非血管源性原因。

2002 年，美国 TIA 工作组提出了新的 TIA 定义：由于局部脑或视网膜缺血引起的短暂性神经功能缺损发作，典型临床症状持续不超过 1 小时，且在影像学上无急性脑梗死的证据。

2009 年，美国卒中协会（ASA）发布的 TIA 定义：脑、脊髓或视网膜局灶性缺血所致的、不伴急性梗死的短暂性神经功能障碍。

我国 TIA 的专家共识中建议，由于脊髓缺血诊断临床操作性差，暂推荐定义为：脑或视网膜局灶性缺血所致的、未伴急性梗死的短暂性神经功能障碍。

TIA 临床症状一般持续 10~15 分钟，多在 1 小时内，不超过 24 小时，不遗留神经功能缺损症状和体征，结构性影像学（CT、MRI）检查无责任病灶。

TIA 好发于 50~70 岁，男性多于女性，患者多伴有高血压、动脉粥样硬化、糖尿病或高脂血症等脑血管病的危险因素。

一、临床表现

TIA 起病突然，历时短暂，症状和体征出现后迅速达高峰，持续时间为数秒至数分钟、数小时，24 小时内完全恢复正常而无后遗症。各个患者的局灶性神经功能缺失症状常按一定的血管支配区而反复刻板地出现，多则一日数次，少则数周、数月甚至数年才发作 1 次，椎—基底动脉系统 TIA 发作较频繁。根据受累的血管不同，临床上将 TIA 分为两大类：颈内动脉系统 TIA 和椎—基底动脉系统 TIA。

1. 颈内动脉系统 TIA

症状多样，以大脑中动脉支配区 TIA 最常见。常见的症状可有患侧上肢和（或）下肢无力、麻木，感觉减退或消失，也可有失语、失读、失算、书写障碍，偏盲较少见，瘫痪通常以上肢和面部较重。短暂的单眼失明是颈内动脉分支眼动脉缺血的特征性症状，为颈内动脉系统 TIA 所特有。如果发作性偏瘫伴有瘫痪对侧的短暂单眼失明或视觉障碍，则临床上可诊断为失明侧颈内动脉短暂性脑缺血发作。上述症状可单独或合并出现。

2. 椎—基底动脉系统 TIA

有时仅表现为头昏、视物模糊、走路不稳等含糊症状而难以诊断，局灶性症状以眩晕为最常见，一般不伴有明显的耳鸣。若有脑干、小脑受累的症状如复视、构音障碍、吞咽困难、交叉性或双侧肢体瘫痪等感觉障碍、共济失调，则诊断较为明确，大脑后动脉供血不足可表现为皮质性盲和视野缺损。倾倒发作为椎—基底动脉系统 TIA 所特有，患者突然双下肢失去张力而跌倒在地，而无可觉察的意识障碍，患者可即刻站起，此乃双侧脑干网状结构缺血所致。枕后部头痛，猝倒，特别是在急剧转动头部或上肢运动后发作，上述症状均提示椎—基底动脉系供血不足并有颈椎病、锁骨下动脉盗血征等存在的可能。

3. 共同症状

症状既可见于颈内动脉系统，也可见于椎—基底动脉系统。这些症状包括构音困难、同向偏盲等。发作时单独表现为眩晕（伴或不伴恶心、呕吐）、构音困难、吞咽困难、复视者，最好不要轻易诊断为 TIA，应结合其他临床检查寻找确切的病因。上述两种以上症状合并出现或交叉性麻痹伴运动、感觉、视觉障碍及共济失调，即可诊断为椎—基底动脉系统 TIA 发作。

4. 发作时间

TIA 的发作时限短暂，持续 15 分钟以下，一般不超过 30 分钟，少数也可达 12~24 小时。

二、辅助检查

1. CT 和 MRI 检查

多数无阳性发现。恢复几日后，MRI 可有缺血性改变。

2. 经颅多谱勒（TCD）检查

了解有无血管狭窄及动脉硬化程度。椎—基底动脉供血不足（VBI）患者早期发现脑血流量异常。

3. 单光子发射计算机断层显像（SPECT）检查

脑血流灌注显像可显示血流灌注减低区。发作和缓解期均可发现异常。

4. 其他检查

血生化检查血液成分或流变学检查等。

三、诊断

短暂性脑缺血发作的诊断主要是依据患者和家属提供的病史，而无客观检查的直接证据。临床诊断要点如下。

（1）突然、短暂的局灶性神经功能缺失发作，在24小时内完全恢复正常。

（2）临床表现完全可用单一脑动脉病变解释。

（3）发作间歇期无神经系统体征。

（4）常有反复发作史，临床症状常刻板地出现。

（5）起病年龄大多在50岁以上，有动脉粥样硬化症。

（6）脑部CT或MRI检查排除其他脑部疾病。

四、治疗

1. 病因治疗

对病因明确的患者，应针对病因进行积极治疗，如控制高血压、糖尿病、高脂血症，治疗颈椎病、心律失常、血液系统疾病等。

2. 抗血小板聚集治疗

抗血小板聚集剂可减少微栓子的发生，预防复发，常用药物有阿司匹林和噻氯匹定（抵克立得）。

3. 抗凝治疗

抗凝治疗适用于发作次数多，症状较重，持续时间长，且每次发作症状逐渐加重，又无明显禁忌证的患者，常用药物有肝素、低分子量肝素和华法林。

4. 危险因素的干预

控制高血压、糖尿病；治疗冠状动脉性疾病和心律不齐、充血性心力衰竭、瓣膜性心脏病；控制高脂血症；停用口服避孕药；停止吸烟；减少饮酒；适量运动。

5. 手术治疗

如颈动脉狭窄超过70%或药物治疗效果较差，反复发作者可进行颈动脉内膜剥脱术或者血管内支架及血管成形术。

6. 其他治疗

还可给予钙通道阻滞剂（如尼莫地平、氟桂利嗪）、脑保护治疗和中医中药（如丹参、川芎、红花、血栓通等）治疗。

五、护理评估

1. 健康史

（1）了解既往史和用药情况。①了解既往是否有原发性高血压、心脏病、高脂血症及糖尿病病史，临床上 TIA 患者常伴有高血压、动脉粥样硬化、糖尿病或心脏病病史；②了解患者既往和目前的用药情况，患者的血压、血糖、血脂等各项指标是否控制在正常范围之内。

（2）了解患者的饮食习惯及家族史。①了解患者是否有肥胖、吸烟、酗酒，是否偏食、嗜食，是否长期摄入高胆固醇饮食，因为长期高胆固醇饮食常使血管发生动脉粥样硬化；②了解其长辈及亲属有无脑血管病的患病情况。

2. 身体状况

（1）询问患者的起病形式与发作情况，症状是否突然发作、持续时间是否短暂，本病一般为 5～30 分钟，恢复快，不留后遗症。是否反复发作，且每次发作出现的症状基本相同。

（2）评估有无神经功能缺失。①检查有无肢体乏力或偏瘫、偏身感觉异常，因为大脑中动脉供血区缺血可致对侧肢体无力或轻偏瘫、偏身麻木或感觉减退。②有无一过性单眼黑蒙或失明、复视等视力障碍，以评估脑缺血的部位；颈内动脉分支眼动脉缺血可致一过性单眼盲，中脑或脑桥缺血可出现复视和眼外肌麻痹，双侧大脑后动脉距状支缺血因视皮质受累可致双眼视力障碍（暂时性皮质盲）。③有无跌倒发作和意识丧失，下部脑干网状结构缺血可致患者因下肢突然失去张力而跌倒，但意识清楚。④询问患者起病的时间、地点及发病过程，以了解记忆力、定向力、理解力是否正常，因为大脑后动脉缺血累及边缘系统时，患者可出现短时间记忆丧失，常持续数分钟至数十分钟，伴有对时间、地点的定向障碍，但谈话、书写和计算能力仍保持。⑤观察进食时有无吞咽困难，有无失语；脑干缺血致延髓性麻痹或假性延髓性麻痹时，患者可出现吞咽障碍、构音不清的症状，优势半球受累可出现失语症。⑥观察其有无步态不稳的情况，因为椎—基底动脉缺血导致小脑功能障碍可出现共济失调、步态不稳的症状。

3. 心理—社会状况

评估患者是否因突然发病或反复发病而产生紧张、焦虑和恐惧的心理或者患者因缺乏相关知识而麻痹大意。

六、主要护理诊断/问题

1. 肢体麻木、无力

神经功能缺失所致。

2. 潜在并发症

脑梗死。

七、护理措施

1. 一般护理

发作时卧床休息，注意枕头不宜太高，以枕高 15~25 cm 为宜，以免影响头部的血液供应；转动头部时动作宜轻柔、缓慢，防止颈部活动过度诱发 TIA；平时应适当运动或进行体育锻炼，注意劳逸结合，保证充足睡眠。

2. 饮食护理

指导患者进食低盐低脂、清淡、易消化、富含蛋白质和维生素的饮食，多吃蔬菜、水果，戒烟酒，忌辛辣油炸食物和暴饮暴食，避免过分饥饿。并发糖尿病的患者还应限制糖的摄入，严格执行糖尿病饮食。

3. 对症护理

（1）对肢体乏力或轻偏瘫等步态不稳的患者，应注意保持周围环境的安全，移开障碍物，以防跌倒；教会患者使用扶手等辅助设施；对有一过性失明或跌倒发作的患者，如厕、沐浴或外出活动时应有防护措施。

（2）对有吞咽障碍的患者，进食时宜取坐位或半坐位，喂食速度宜缓慢，药物宜压碎，以利吞咽，并积极做好吞咽功能的康复训练。

（3）对有构音不清或失语症的患者，护士在实施治疗和护理活动过程中，注意言行不要有损患者自尊，鼓励患者用有效的表达方式进行沟通，表达自己的需要，并指导患者积极进行语言康复训练。

4. 用药护理

详细告知药物的作用机制、不良反应及用药注意事项，并注意观察药物疗效情况。

（1）血液病，有出血倾向，严重的高血压和肝、肾疾病，消化性溃疡等均为抗凝治疗禁忌证。

（2）抗凝治疗前需检查患者的凝血功能是否正常，抗凝治疗过程中应注意观察有无出血倾向，发现皮疹、皮下瘀斑、牙龈出血等立即报告医师处理。

（3）肝素 50 mg 加入生理盐水 500 mL 静脉滴注时，速度宜缓慢，10~20 滴/分，维持 24~48 小时。

（4）注意观察患者肢体无力或偏瘫程度是否减轻，肌力是否增加，吞咽障碍、构音不清、失语等症状是否恢复正常，如果上述症状呈加重趋势，应警惕缺血性脑卒中的发生；若为频繁发作的 TIA 患者，应注意观察每次发作的持续时间、间隔时间以及伴随症状，并做好记录，配合医师积极处理。

5. 心理护理

帮助患者了解本病治疗与预后的关系，消除患者的紧张、恐惧心理，引导其保持乐观心态，积极配合治疗，并自觉改变不良生活方式，建立良好的生活习惯。

6. 安全护理

（1）使用警示牌提示患者，贴于床头呼吸带处，如小心跌倒、防止坠床。

（2）楼道内行走、如厕、沐浴有人陪伴，穿防滑鞋，卫生员清洁地面后及时提示患者。

（3）呼叫器置于床头，告知患者出现头晕、肢体无力等表现时及时通知医护人员。

八、健康教育

（1）保持心情愉快、情绪稳定，避免精神紧张和过度疲劳。

（2）指导患者了解肥胖、吸烟酗酒及饮食因素与脑血管病的关系，改变不合理饮食习惯，选择低盐、低脂、含充足蛋白质和丰富维生素饮食。少食甜食，限制钠盐，戒烟酒。

（3）生活起居有规律，养成良好的生活习惯，坚持适度运动和锻炼，注意劳逸结合，对经常发作的患者应避免重体力劳动，尽量不要单独外出。

（4）按医嘱正确服药，积极治疗高血压、动脉硬化、心脏病、糖尿病、高脂血症和肥胖症，定期监测凝血功能。

（5）定期门诊复查，尤其出现肢体麻木乏力、眩晕、复视或突然跌倒时应随时就医。

第二节　脑梗死

脑梗死是指各种原因所致脑部血液供应障碍，导致局部脑组织缺血、缺氧性坏死软化而出现相应神经功能缺损的一类临床综合征。脑梗死又称缺血性脑卒中，包括脑血栓形成、脑栓塞和腔隙性脑梗死等。脑梗死是卒中最常见类型，占卒中的70%~80%。好发于60岁以上的老年人，男女无明显差异。

脑梗死的首要病因为动脉粥样硬化，并在此基础上引起血栓形成，导致血液供应区域和邻近区域的脑组织血供障碍，引起局部脑组织软化、坏死；其次为血液成分改变和血流动力学改变等。本病常在静息或睡眠中起病，突然出现偏瘫、感觉障碍、失语、吞咽障碍和意识障碍等。其预后与梗死的部位、疾病轻重程度以及救治情况有关。病情轻、救治及时，能尽早获得充分的侧支循环，则患者可以基本治愈，不留后遗症；重症患者，因受损部位累及重要的中枢，侧支循环不能及时建立，则常留有失语、偏瘫等后遗症；更为严重者，常可危及生命。

一、动脉粥样硬化性血栓性脑梗死

（一）病因

血栓性脑梗死最常见病因为动脉粥样硬化，其次为高血压、糖尿病和血脂异常，另外，各种性质的动脉炎、高半胱氨酸血症、血液异常或血流动力学异常也可视为脑血栓形成的病因。

（二）临床表现

中老年患者多见，常于静息状态或睡眠中起病，约 1/3 患者的前驱症状表现为反复出现 TIA。根据动脉血栓形成部位不同，出现不同的临床表现。

1. 颈内动脉形成血栓

病灶侧单眼一过性黑蒙，偶可为永久性视物障碍（因眼动脉缺血）或病灶侧 Horner 征（因颈上交感神经节后纤维受损）；颈动脉搏动减弱，眼或颈部血管杂音；对侧偏瘫、偏身感觉障碍和偏盲等（大脑中动脉或大脑中动脉、前动脉缺血）；主侧半球受累可有失语症，非主侧半球受累可出现体象障碍；也可出现晕厥发作或痴呆症状。

2. 大脑中动脉形成血栓

（1）主干闭塞。三偏症状，病灶对侧中枢性面舌瘫及偏瘫、偏身感觉障碍和偏盲或象限盲，上下肢瘫痪程度基本相同；可有不同程度的意识障碍；主侧半球受累可出现失语症，非主侧半球受累可见体象障碍。

（2）皮质支闭塞。上分支包括至眶额部、额部、中央回、前中央回及顶前部的分支，闭塞时可出现病灶对侧偏瘫和感觉缺失，面部及上肢重于下肢，Broca 失语（主侧半球）和体象障碍（非主侧半球）；下分支包括至颞极及颞枕部，颞叶前、中、后部的分支，闭塞时常出现 Wernicke 失语、命名性失语和行为障碍等，而无偏瘫。

（3）深穿支闭塞。对侧中枢性上下肢均等性偏瘫，可伴有面舌瘫；对侧偏身感觉障碍，有时可伴有对侧同向性偏盲；主侧半球病变可出现皮质下失语。

3. 大脑前动脉形成血栓

（1）主干闭塞。发生于前交通动脉之前，因对侧代偿可无任何症状。发生于前交通动脉之后可有：对侧中枢性面舌瘫及偏瘫，以面舌瘫及下肢瘫为重，可伴轻度感觉障碍；尿潴留或尿急（旁中央小叶受损）；精神障碍如淡漠、反应迟钝、欣快、始动障碍和缄默等（额极与胼胝体受累），常有强握与吸吮反射（额叶病变）；主侧半球病变可见上肢失用，也可出现 Broca 失语。

（2）皮质支闭塞。对侧下肢远端为主的中枢性瘫，可伴感觉障碍（胼周和胼缘动脉闭塞）；对侧肢体短暂性共济失调、强握反射及精神症状（眶动脉及额极动脉闭塞）。

4. 大脑后动脉形成血栓

（1）主干闭塞。对侧偏盲、偏瘫及偏身感觉障碍（较轻），丘脑综合征，主侧半球病变可有失读症。

（2）皮质支闭塞。因侧支循环丰富而很少出现症状，仔细检查可见对侧同向性偏盲或象限盲，而黄斑视力保存（黄斑回避现象）；双侧病变可有皮质盲。主侧颞下动脉闭塞可见视觉失认及颜色失认。顶枕动脉闭塞可见对侧偏盲，可有不定型的光幻觉痫性发作，主侧病损可有命名性失语；矩状动脉闭塞出现对侧偏盲或象限盲。

（3）深穿支闭塞。丘脑穿通动脉闭塞产生红核丘脑综合征（病侧小脑性共济失调、意向性震颤、舞蹈样不自主运动，对侧感觉障碍）。丘脑膝状体动脉闭塞可见丘脑综合征（对侧感觉障碍，深感觉为主，以及自发性疼痛、感觉过度、轻偏瘫，共济失调和不自主运动，可有舞蹈症、手足徐动症和震颤等锥体外系症状）。中脑支闭塞出现 Weber 综合征（同侧动眼神经麻痹，对侧中枢性偏瘫）或 Benedikt 综合征（同侧动眼神经麻痹，对侧不自主运动）。

（4）后脉络膜动脉闭塞。罕见，主要表现为对侧象限盲。

5. 基底动脉形成血栓

（1）主干闭塞。常引起脑干广泛梗死，出现脑神经、锥体束及小脑症状，如眩晕、呕吐、共济失调、瞳孔缩小、四肢瘫痪、肺水肿、消化道出血、昏迷、高热等，常因病情危重死亡。

（2）基底动脉尖综合征（TOB）。基底动脉尖端分出两对动脉即小脑上动脉和大脑后动脉，其分支供应中脑、丘脑、小脑上部、额叶内侧及枕叶，故可出现以中脑病损为主要表现的一组临床综合征。临床表现：眼动障碍及瞳孔异常，一侧或双侧动眼神经部分或完全麻痹，眼球上视不能（上丘受累）及一个半综合征，瞳孔对光反射迟钝而调节反应存在（顶盖前区病损）；意识障碍，一过性或持续数日或反复发作（中脑或丘脑网状激活系统受累）；对侧偏盲或皮质盲；严重记忆障碍（颞叶内侧受累）。

（3）其他。中脑支闭塞出现 Weber 综合征（动眼神经交叉瘫）、Benedikt 综合征（同侧动眼神经麻痹、对侧不自主运动）；脑桥支闭塞出现米亚尔—谷布勒综合征（展神经、面神经麻痹，对侧肢体瘫痪）、福维尔综合征（同侧凝视麻痹、周围性面瘫、对侧偏瘫）。

6. 椎动脉形成血栓

若双侧椎动脉粗细差别不大，当一侧闭塞时，因对侧供血代偿多不出现明显症状。当双侧椎动脉粗细差别较大时，优势侧闭塞多表现为小脑后下动脉闭塞综合征（Wallenberg 综合征），主要表现：眩晕、呕吐、眼球震颤（前庭神经核受损）；交叉性感觉障碍（三叉神经脊束核及对侧交叉的脊髓丘脑束受损）；同侧 Horner 综合征（交感神经下行纤维受损）；吞咽困难和声音嘶哑（舌咽、迷走神经受损）；同侧小脑性共济失调（绳状体或小脑受损）。由于小脑后下动脉的解剖变异较大，临床常有不典型的表现。

（三）辅助检查

1. 血液检查

血液检查包括血常规、血流变、血糖、血脂、肾功能、凝血功能等。这些检查有助于发现脑梗死的危险因素并对病因进行鉴别。

2. 头颅 CT 检查

头颅 CT 检查是最常用的检查。脑梗死发病 24 小时内一般无影像学改变，24 小时后梗死区呈低密度影像。发病后尽快进行 CT 检查，有助于早期脑梗死与脑出血的鉴别。脑干和小脑梗死及较小梗死灶，CT 难以检出。

3. MRI 检查

与 CT 相比，MRI 检查可以发现脑干、小脑梗死及小灶梗死。功能性 MRI，如弥散加权成像（DWI）可以早期（发病 2 小时以内）显示缺血组织的部位、范围，甚至可显示皮质下、脑干和小脑的小梗死灶，诊断早期梗死的敏感性为 88%~100%，特异性达 95%~100%。

4. 血管造影检查

DSA 和 MRA 可以发现血管狭窄、闭塞和其他血管病变，如动脉炎、动脉瘤和动静脉畸形等。其中 DSA 是脑血管病变检查的金标准，但因对人体有创且检查费用、技术条件要求高，临床不作为常规检查项目。

5. TCD 检查

对评估颅内外血管狭窄、闭塞、血管痉挛或侧支循环建立的程度有帮助。用于溶栓治疗监测，对判断预后有参考意义。

（四）诊断

根据以下临床特点可明确诊断。

（1）中老年患者，存在动脉粥样硬化、高血压、高血糖等脑卒中的危险因素。

（2）静息状态下或睡眠中起病，病前有反复的 TIA 发作史。

(3) 偏瘫、失语、感觉障碍等局灶性神经功能缺损的症状和体征在数小时或数日内达高峰，多无意识障碍。

(4) 结合 CT 或 MRI 可明确诊断。应注意与脑栓塞和脑出血等疾病鉴别。

(五) 治疗

治疗流程实行分期、分型的个体化治疗。

1. 超早期溶栓治疗

包括静脉溶栓和动脉溶栓治疗。静脉溶栓操作简便，准备快捷，费用低廉。动脉溶栓因要求专门（介入）设备，准备时间长，费用高而推广受到限制，其优点是溶栓药物用药剂量小，出血风险比静脉溶栓时低。

2. 脑保护治疗

如尼莫地平、吡拉西坦、维生素 E 及其他自由基清除剂。

3. 其他治疗

超早期治疗时间窗过后或不适合溶栓患者，可采用降纤、抗凝、抗血小板凝聚、扩血管、扩容、中医中药、各种脑保护剂治疗，并及早开始康复训练。

(六) 护理评估

1. 健康史

(1) 了解既往史和用药情况。询问患者的身体状况，了解既往有无脑动脉硬化、原发性高血压、高脂血症及糖尿病病史；询问患者是否进行过治疗，目前用药情况怎样，是否按医嘱正确服用降压、降糖、降脂及抗凝药物。

(2) 询问患者的起病情况。了解起病时间和起病形式；询问患者有无明显的头晕、头痛等前驱症状；询问患者有无眩晕、恶心、呕吐等伴随症状，如有呕吐，了解是使劲呕出还是难以控制地喷出。

(3) 了解生活方式和饮食习惯。询问患者的饮食习惯，有无偏食、嗜食爱好，是否喜食腊味、肥肉、动物内脏等，是否长期摄入高盐、高胆固醇饮食；询问患者有无烟酒嗜好及家族中有无类似病史或有卒中、原发性高血压病史。

2. 身体状况

(1) 观察神志、瞳孔和生命体征情况。观察神志是否清楚，有无意识障碍及其类型；观察瞳孔大小及对光反射是否正常；观察生命体征，起病初始体温、脉搏、呼吸一般正常，病变范围较大或脑干受累时可见呼吸不规则等。

(2) 评估有无神经功能受损。观察有无精神、情感障碍；询问患者双眼能否看清眼前的物品，了解有无眼球运动受限、眼球震颤及眼睑闭合不全的症状，视野有无缺损；观察有无口角㖞斜或鼻唇沟变浅，检查伸舌是否居中；观察有无言语障碍、饮水反呛等；检查患者四肢肌力、肌张力情况，了解有无肢体活动障碍、步态不稳及肌萎缩的症状；检查有无感觉障碍；观察有无尿便障碍。

3. 心理—社会状况

观察患者是否存在因疾病所致焦虑等心理问题；了解患者和家属对疾病发生的相关因素、治疗和护理方法、预后、如何预防复发等知识的认知程度；了解患者家庭条件与经济状况及家属对患者的关心和支持度。

（七）主要护理诊断/问题

1. 躯体活动障碍

与运动中枢损害致肢体瘫痪有关。

2. 语言沟通障碍

与语言中枢损害有关。

3. 吞咽障碍

与意识障碍或延髓麻痹有关。

4. 有失用综合征的危险

与意识障碍、偏瘫所致长期卧床有关。

5. 焦虑/抑郁

与瘫痪、失语、缺少社会支持及担心疾病预后有关。

6. 知识缺乏

缺乏疾病治疗、护理、康复和预防复发的相关知识。

（八）护理措施

1. 一般护理

急性期不宜抬高患者床头，宜取头低位或放平床头，以改善头部的血液供应；恢复期枕头也不宜太高，患者可自由采取舒适的主动体位；应注意患者肢体位置的正确摆放，指导和协助家属被动运动和按摩患侧肢体，鼓励和指导患者主动进行有计划的肢体功能锻炼，如指导和督促患者进行 Bobath 握手和桥式运动，做到运动适度、方法得当，防止运动过度而造成肌腱牵拉伤。

2. 生活护理

卧床患者应保持床单整洁和皮肤清洁，预防压疮的产生。尿便失禁的患者，应用温水擦洗臀部、肛周和会阴部皮肤，更换干净衣服和被褥，必要时撒肤疾散类粉剂或涂油膏以保护局部皮肤及黏膜，防止出现湿疹和破损；对尿失禁的男患者可考虑使用体外导尿，如用接尿套连接引流袋等；留置导尿管的患者，应每日更换引流袋，接头处要避免反复打开，以免造成逆行感染，每 4 小时松开开关定时排尿，促进膀胱功能恢复，并注意观察尿量、颜色、性质是否有改变，发现异常及时报告医师处理。

3. 饮食护理

饮食以低脂、低胆固醇、低盐（高血压患者）、糖类适量、维生素丰富为原则。少食肥肉、猪油、奶油、蛋黄、带鱼、动物内脏及糖果甜食等；多吃瘦肉、鱼虾、豆制品、新鲜蔬菜、水果和含碘食物，提倡食用植物油，戒烟酒。

有吞咽困难的患者，药物和食物宜压碎，以利吞咽；教会患者用吸水管饮水，以减轻或避免饮水呛咳；进食时宜取坐位或半坐位，予以糊状食物从健侧缓慢喂入；必要时鼻饲流食，并按鼻饲要求做好相关护理。

4. 安全护理

对有意识障碍和躁动不安的患者，床铺应加护栏，以防坠床，必要时使用约束带加以约束。对步行困难、步态不稳等有运动障碍的患者，应注意其活动时的安全保护，地面保持干燥平整，防湿防滑，并注意清除周围环境中的障碍物，以防跌倒；通道和卫生间等患者活动的场所均应设置扶手；患者如厕、沐浴、外出时需有人陪护。

5. 用药护理

告知患者药物的作用与用法，注意观察药物的疗效与不良反应，发现异常情况应及时报告医师处理。

（1）使用溶栓药物进行早期溶栓治疗需经 CT 扫描证实无出血灶，患者无出血。溶栓治疗的时间窗为症状发生后 3 小时或 3~6 小时以内。使用低分子量肝素、巴曲酶、降纤酶、尿激酶等药物治疗时可发生变态反应及出血倾向，用药前应按药物要求做好皮肤过敏试验，检查患者凝血功能，使用过程中应定期查血常规和注意观察有无出血倾向，发现皮疹、皮下瘀斑、牙龈出血或女患者经期延长等应立即报告医师处理。

（2）卡荣针扩血管作用强，需缓慢静脉滴注，6~8 滴/分，100 mL 液体通常需 4~6 小时滴完。如输液速度过快，极易引起面部潮红、头晕、头痛及血压下降等不良反应。前列腺素 E 滴速为 10~20 滴/分，必要时加利多卡因 0.1 g 同时静脉滴注，可以减轻前列腺素 E 对血管的刺激，如滴注速度过快，则可导致患者头痛、穿刺局部疼痛、皮肤发红，甚至引发条索状静脉炎。葛根素连续使用时间不宜过长，以 7~10 日为宜。因据报道，此药连续使用时间过长时易出现发热、寒战、皮疹等超敏反应，故使用过程中应注意观察患者有无上述不适。

（3）使用甘露醇脱水、降颅内压时，需快速静脉滴注，常在 15~20 分钟内滴完，必要时还需加压快速滴注。滴注前需确定针头在血管内，因为该药漏在皮下可引起局部组织坏死。甘露醇的连续使用时间不宜过长，因为长期使用可致肾功能损害和低血钾，故应定期检查肾功能和电解质。

（4）右旋糖酐 40 可出现超敏反应，使用过程中应注意观察患者有无恶心、苍白、血压下降和意识障碍等不良反应，发现异常应及时通知医师并积极配合抢救。必要时，于使用前取本药 0.1 mL 做过敏试验。

6. 心理护理

疾病早期，患者常因突然出现瘫痪、失语等症状，产生焦虑、情感脆弱、易激惹等情感障碍；疾病后期，则因遗留症状或生活自理能力降低而形成悲观抑郁、痛苦绝望等不良心理。应针对患者不同时期的心理反应予以心理疏导和心理支持，关心患者的生活，尊重他（她）们的人格，耐心告知病情、治疗方法及预后，鼓励患者克服焦虑或抑郁心理，保持乐观心态，积极配合治疗，争取达到最佳康复水平。

（九）健康教育

（1）保持正常心态和有规律的生活，克服不良嗜好，合理饮食。

（2）康复训练要循序渐进，持之以恒，要尽可能做些力所能及的家务劳动，日常生活活动不要依赖他人。

（3）积极防治原发性高血压、糖尿病、高脂血症、心脏病。原发性高血压患者降压要定时服药，不可擅自服用多种降压药或自行停药、换药，防止血压骤降骤升；使用降糖、降脂药物时，也需按医嘱定时服药。

（4）定期门诊复查，检查血压、血糖、血脂、心脏功能以及智力、瘫痪肢体、语言的恢复情况，并在医师的指导下继续用药和进行康复训练。

（5）如果出现头晕、头痛、视物模糊、言语不利、肢体麻木、乏力、步态不稳等症状，请随时就医。

二、脑栓塞

脑栓塞是指因各种栓子随血流进入颅内动脉使血管腔发生急性闭塞，引起相应供血区脑组织坏死及功能障碍的情况。根据栓子来源可分为：心源性，占60%~75%，常见病因为慢性心房纤颤、风湿性心瓣膜病等；非心源性，动脉粥样硬化斑块脱落、肺静脉血栓、脂肪栓、气栓、脓栓等；来源不明，约30%的脑栓塞不能明确原因。

（一）临床表现

脑栓塞临床表现特点如下。

（1）可发生于任何年龄，以青壮年多见。

（2）多在活动中发病，发病急骤，数秒至数分钟达高峰。

（3）多表现为完全性卒中，意识清楚或轻度意识障碍；栓塞血管多为主干动脉，大脑中动脉、基底动脉尖常见。

（4）易继发出血。

（5）前循环的脑栓塞占4/5，表现为偏瘫、偏身感觉障碍、失语或局灶性癫痫发作等。

（6）后循环的脑栓塞占1/5，表现为眩晕、复视、交叉瘫或四肢瘫、共济失调、饮水呛咳及构音障碍等。

（二）辅助检查

1. 头颅CT检查

可显示脑栓塞的部位和范围。CT检查在发病后24~48小时内病变部位呈低密度影像。发生出血性梗死时，在低密度梗死区可见1个或多个高密度影像。

2. 脑脊液检查

大面积梗死脑脊液压力增高，如非必要，应尽量避免此项检查。亚急性感染性心内膜炎所致脑脊液含细菌栓子，白细胞增多；脂肪栓塞所致脑脊液可见脂肪球；出血性梗死时脑脊液呈血性或镜检可见红细胞。

3. 其他检查

应常规进行心电图、胸部X线和超声心动图检查。疑为感染性心内膜炎时，应进行血常规和细菌培养等检查。心电图检查可作为确定心律失常的依据，可协助诊断心肌梗死；超声心动图检查有助于证实是否存在心源性栓子。

（三）诊断

既往有风湿性心脏病、心房颤动及大动脉粥样硬化、严重骨折等病史，突发偏瘫、失语等局灶性神经功能缺损，症状在数秒至数分钟内达高峰，即可作出临床诊断。头颅CT和MRI检查可确定栓塞的部位、数量及是否伴发出血，有助于明确诊断。应注意与脑血栓形成和脑出血等鉴别。

（四）治疗

1. 原发病治疗

积极治疗引起栓子产生的原发病，如风湿性心脏病、颈动脉粥样硬化斑块、长骨骨折等，给予对症处理。心脏瓣膜病的介入和手术治疗、感染性心内膜炎的抗生素治疗和控制心律失常等，可消除栓子来源，防止复发。

2. 脑栓塞治疗

与脑血栓形成的治疗相同，包括急性期的综合治疗，尽可能恢复脑部血液循环，进行物理治疗和康复治疗等。因本病易并发脑出血，溶栓治疗应严格掌握适应证。

（1）心源性栓塞。因心源性脑栓塞容易复发，所以急性期应卧床休息数周，避免活动量过大，减少复发的危险。

（2）感染性栓塞。感染性栓塞应用足量有效的抗生素，禁行溶栓或抗凝治疗，以防感染在颅内扩散。

（3）脂肪栓塞。应用肝素、低分子右旋糖酐、5%$NaHCO_3$及脂溶剂（如酒精溶液）等静脉点滴溶解脂肪。

（4）空气栓塞。指导患者取头低左侧卧位，进行高压氧治疗。

3. 抗凝和抗血小板聚集治疗

应用肝素、华法林、阿司匹林，能防止被栓塞的血管出现逆行性血栓形成现象和预防复发。研究证据表明，脑栓塞患者抗凝治疗导致的梗死区出血，很少对最终转归带来不利影响。

当发生出血性梗死时，应立即停用溶栓、抗凝和抗血小板聚集的药物，防止出血加重，并适当应用止血药物、脱水降颅内压、调节血压等。脱水治疗过程应中注意保护心功能。

（五）护理评估

1. 健康史

评估患者的既往史和用药情况。询问患者是否有慢性心房纤颤、风湿性心瓣膜病等心源性疾病，是否有动脉粥样硬化斑块脱落、肺静脉血栓、脂肪栓、气栓、脓栓等非心源性疾病。

询问患者是否进行过治疗，目前用药情况怎样，是否按医嘱正确服用降压、降糖、降脂及抗凝药物。

2. 身体状况

评估患者是否有轻度意识障碍或偏瘫、偏身感觉障碍、失语或局灶性癫痫发作等症状，是否有眩晕、复视、交叉瘫或四肢瘫、共济失调、饮水呛咳及构音障碍等。

3. 心理—社会状况

观察患者是否存在因疾病所致焦虑等心理问题；了解患者和家属对疾病发生的相关因素、治疗和护理方法、预后、如何预防复发等知识的认知程度；了解患者家庭条件与经济状况及家属对患者的关心和支持度。

（六）护理措施

1. 个人卫生护理

个人卫生是脑栓塞患者自身护理的关键，注意定时擦身，更换衣裤，晒被褥等。注意患者的口腔卫生也是非常重要的。

2. 营养护理

患者需要多补充蛋白质、维生素、纤维素和电解质等营养。有吞咽障碍尚未完全恢复的患者，可以吃软的固体食物。多吃新鲜的蔬菜和水果，少吃油腻不消化、辛辣刺激的食物。

3. 心理护理

老年脑栓塞患者生活处理能力较弱，容易出现情绪躁动的情况，甚至会有失去治疗信心的情况，此时应引导患者保持良好的心理素质，提升治疗信心，以有利于疾病的治愈和身体的康复。

（七）健康教育

1. 疾病预防指导

对有发病危险因素或病史者，指导进食高蛋白、高维生素、低盐、低脂、低热量清淡饮食，多食新鲜蔬菜、水果，以及谷类、鱼类和豆类食物，保持能量供需平衡，戒烟、限酒；应遵医嘱规则用药，控制血压、血糖、血脂和抗血小板聚集；告知患者改变不良生活方式，坚持每日进行30分钟以上的慢跑、散步等运动，合理休息和娱乐；对有TIA发作史的患者，指导其在改变体位时应缓慢，避免突然转动颈部，洗澡时间不宜过长，水温不宜过高；患者外出时应有人陪伴；气候变化时注意保暖，防止感冒。

2. 疾病知识指导

告知患者和家属本病的常见病因和控制原发病的重要性；指导患者遵医嘱进行长期抗凝治疗，预防复发；在抗凝治疗中定期门诊复诊，监测凝血功能，及时在医护人员指导下调整药物剂量。

3. 康复指导

告知患者和家属康复治疗的知识和功能锻炼的方法，帮助分析和消除不利于疾病康复的因素，落实康复计划，并与康复治疗师保持联系，以便根据康复情况及时调整康复训练方案。如吞咽障碍的康复方法包括：唇、舌、颜面肌和颈部屈肌的主动运动和肌力训练；先进食糊状或胶冻状食物，少量多餐，逐步过渡到普通食物；进食时取坐位，颈部稍前屈（易引起咽反射）；软腭冰刺激；咽下食物练习呼气或咳嗽（预防误咽）；构音器官的运动训练（有助于改善吞咽功能）。

4. 鼓励生活自理

鼓励患者从事力所能及的家务劳动，日常生活不过度依赖他人；告知患者和家属功能恢复需经历的过程，使患者和家属克服急于求成的心理，做到坚持锻炼，循序渐进。嘱家属在物质和精神上对患者提供帮助和支持，使患者体会到来自多方面的温暖，树立战胜疾病的信心。同时，也要避免患者产生依赖心理，增强其自我照顾能力。

三、腔隙性脑梗死

腔隙性脑梗死是指由于长期高血压引起脑深部白质及脑干穿通动脉病变和闭塞，导致缺血性微梗死，缺血、坏死和液化的脑组织由吞噬细胞移走而形成腔隙的情况，其约占脑梗死的20%。病灶多发可形成腔隙状态，直径小于2 cm。

（一）临床表现

常见临床综合征：纯感觉性卒中；纯运动性卒中；混合性卒中；共济失调性轻偏瘫；构音障碍—手笨拙综合征。

（二）辅助检查

1. 血液生化检查

可见血糖、血清总胆固醇、血清三酰甘油和低密度脂蛋白增高。

2. TCD 检查

可发现颈动脉粥样硬化斑块。

3. 影像学检查

头部 CT 扫描可见深穿支供血区单个或多个病灶，呈腔隙性阴影，边界清晰。MRI 显示腔隙性病灶呈 T_1 等信号或低信号、T_2 高信号，是最有效的检查手段。

（三）诊断

目前诊断标准尚未统一，以下标准可供参考：中老年发病，有长期高血压病史；临床表现符合常见腔隙综合征之一；CT 或 MRI 检查可证实存在与神经功能缺失一致的病灶；预后良好，多在短期内恢复。

（四）治疗

目前尚无有效的治疗方法，主要是预防疾病复发。

（1）有效控制高血压及各种类型脑动脉硬化是预防本病的关键。

（2）阿司匹林等抑制血小板聚集药物效果不确定，但常应用。

（3）活血化瘀类中药对神经功能恢复有益。

（4）控制其他可干预危险因素，如吸烟、糖尿病、高脂血症等。

（五）护理评估

1. 健康史

（1）了解既往史和用药史。询问患者既往是否有原发性高血压、高脂血症、糖尿病病史；是否针对病因进行过治疗，能否按医嘱正确用药。

（2）了解患者的生活方式。询问患者的工作情况，是否长期精神紧张、过度疲劳，询问患者日常饮食习惯，有无嗜食、偏食习惯，是否长期进食高盐、高胆固醇饮食，有无烟酒嗜好等，因为上述因素均可加速动脉硬化，加重病情。

（3）评估起病形式。询问患者起病时间，了解是突然起病还是缓慢发病，起病常较突然，多为急性发病，部分为渐进性或亚急性起病。

2. 身体状况

(1) 评估有无神经功能受损。询问患者有无肢体乏力、感觉障碍现象，询问患者进食、饮水情况，了解有无饮水反呛、进食困难或构音障碍现象。病灶位于内囊后肢、脑桥基底部或大脑脚时，常可出现一侧面部和上下肢无力，对侧偏身或局部感觉障碍；病变累及双侧皮质延髓束时可出现假性延髓性麻痹的症状，如构音障碍、吞咽困难、进食困难、面部表情呆板等。

(2) 评估患者的精神与智力情况。询问患者日常生活习惯，与患者进行简单的语言交流，以了解患者有无思维、性格的改变，有无智力的改变，脑小动脉硬化造成多发性腔隙性脑梗死时，患者表现出思维迟钝，理解能力、判断能力、分析能力和计算能力下降，常有性格改变和行为异常，少数患者还可出现错觉、幻觉、妄想等。

3. 心理—社会状况

本疾病可导致患者产生语言障碍，应评估患者是否有情绪焦躁、痛苦的表现。

(六) 护理措施

1. 一般护理

轻症患者注意生活起居有规律，坚持适当运动，劳逸结合；晚期出现智力障碍时，要引导患者在室内或固定场所进行活动，外出时一定要有人陪伴，防止受伤和走失。

2. 饮食护理

予以富含蛋白质和维生素的低脂饮食，多吃蔬菜和水果，戒烟酒。

3. 症状护理

(1) 对有肢体功能障碍和感觉障碍的患者，应鼓励和指导患者进行肢体功能锻炼，尽量坚持生活自理，并注意用温水擦洗患侧皮肤，促进感觉功能恢复。

(2) 对有延髓性麻痹进食困难的患者，应给予制作精细的糊状食物，进食时取坐位或半坐位，进食速度不宜过快，应给患者充分的进餐时间，避免进食时看电视或与患者谈笑，以免分散患者注意力，引起窒息。

(3) 对有精神症状的患者，床应加护栏，必要时加约束带固定四肢，以防坠床、伤人或自伤。

(4) 对有智力障碍的患者，外出时需有人陪护，并在其衣服口袋中放置填写患者姓名、联系电话等个人简单资料的卡片，以防走失。

(5) 对缺乏生活自理能力的患者，应加强生活护理，协助其沐浴、进食、修饰等，保持皮肤和外阴清洁。对有延髓性麻痹致进食呛咳的患者，如果体温增高，应注意是否有吸入性肺炎发生；同时还应注意观察患者是否有尿频、尿急、尿痛等现象，防止发生尿路感染。

4. 用药护理

告知药物的作用与用法，注意观察药物的疗效与不良反应，发现异常情况及时报告医师处理。

（1）对有痴呆、记忆力减退或精神症状的患者应注意督促按时服药并看到其服下，同时注意观察药物疗效与不良反应。

（2）静脉注射尼莫同等扩血管药物时，尽量使用微量输液泵缓慢注射（8~10 mL/h），并注意观察患者有无面色潮红、头晕、血压下降等不适，如有异常应报告医师及时处理。

（3）服用安理申的患者应注意观察有无肝、肾功能受损的表现，定时检查肝、肾功能。

5. 心理护理

关心体贴患者，鼓励患者保持情绪稳定和良好的心态，避免焦躁、抑郁等不良心理，积极配合治疗。

（七）健康教育

（1）避免进食过多动物油、黄油、奶油、动物内脏、蛋黄等高胆固醇饮食，多吃豆制品、鱼等优质蛋白食品，少吃糖。

（2）从事力所能及的家务，以防自理能力快速下降；坚持适度的体育锻炼和体力劳动，以改善血液循环，增强体质，防止肥胖。

（3）注意安全，防止跌倒、受伤或走失。

（4）遵医嘱正确服药。

（5）定期复查血压、血脂、血糖等，如有症状加重须及时就医。

第三节　脑出血

脑出血（ICH）是指原发性非外伤性脑实质内的出血，也称自发性脑出血。我国发病率占急性脑血管病的 30%，急性期病死率占 30%~40%。绝大多数是高血压伴发的脑小动脉病变在血压骤升时破裂所致，称为高血压性脑出血。老年人是脑出血发生的主要人群，以 40~70 岁为最主要的发病年龄。

脑出血最常见的病因是高血压并发小动脉硬化。血管的病变与高血脂、糖尿病、高血压、吸烟等密切相关。通常所说的脑出血是指自发性脑出血。患者往往于情绪激动、用力时突然发病。脑出血发病的主要原因是长期高血压、动脉硬化。绝大多数患者发病时血压明显升高，导致血管破裂，引起脑出血。其次是脑血管畸形、脑淀粉样血管病、溶栓抗凝治疗所致脑出血等。

一、临床表现

1. 基底节区出血

约占全部脑出血的70%，其中以壳核出血最为常见，其次为丘脑出血。由于此区出血常累及内囊，并以内囊损害体征为突出表现，故又称内囊区出血；壳核出血又称内囊外侧型出血，丘脑出血又称内囊内侧型出血。

（1）壳核出血。豆纹动脉尤其是其外侧支破裂所致。表现为对侧肢体轻偏瘫、偏身感觉障碍和同向性偏盲（“三偏”），优势半球出血常出现失语。凝视麻痹，呈双眼持续性向出血侧凝视。也可出现失用、体像障碍、记忆力和计算力障碍、意识障碍等。大量出血患者可迅速昏迷，反复呕吐，尿便失禁，在数小时内恶化，出现上部脑干受压征象，双侧病理征，呼吸深快不规则，瞳孔扩大固定，可出现去大脑强直发作以至于死亡。

（2）丘脑出血。丘脑膝状动脉和丘脑穿通动脉破裂所致。临床表现与壳核出血相似，也有突发对侧偏瘫、偏身感觉障碍、偏盲等。但与壳核出血不同处为偏瘫多为均等或基本均等，对侧半身深浅感觉减退，感觉过敏或自发性疼痛；特征性眼征表现为眼球向上注视麻痹，常向内下方凝视，眼球会聚障碍和无反应性小瞳孔等；可有言语缓慢而不清、重复言语、发音困难、复述差、朗读正常等丘脑性失语及记忆力减退、计算力下降、情感障碍、人格改变等丘脑性痴呆；意识障碍多见且较重，出血波及丘脑下部或破入第三脑室可出现昏迷加深、瞳孔缩小、去皮质强直等中线症状。本型死亡率较高。

（3）尾状核头出血。较少见，临床表现与蛛网膜下隙出血相似，常表现为头痛、呕吐，有脑膜刺激征，无明显瘫痪，可有对侧中枢性面舌瘫。有时可因头痛在CT检查时偶然发现。

2. 脑干出血

脑桥是脑干出血的好发部位，偶见中脑出血，延髓出血极为少见。

（1）脑桥出血。表现为突然头痛、呕吐、眩晕、复视、注视麻痹、交叉性瘫痪或偏瘫、四肢瘫等。出血量较大时，患者很快进入意识障碍，表现针尖样瞳孔、去大脑强直、呼吸障碍，并可伴有高热、大汗、应激性溃疡等；出血量较少时可表现为一些典型的综合征，如Foville综合征、Millard-Gubler综合征和闭锁综合征等。

（2）中脑出血。表现如下：突然出现复视、上睑下垂；一侧或两侧瞳孔扩大，眼球不同轴，水平或垂直眼震，同侧肢体共济失调，也可表现为Weber或Benedikt综合征；严重者很快出现意识障碍、去大脑强直。

（3）延髓出血。表现如下：重症可突然出现意识障碍，血压下降，呼吸节律不规则，心律失常，继而死亡；轻者可表现为不典型的 Wallenberg 综合征。

3. 小脑出血

小脑出血好发于小脑上动脉供血区，即半球深部齿状核附近，发病初期患者大多意识清楚或有轻度意识障碍，表现为眩晕、频繁呕吐、枕部剧烈头痛和平衡障碍等，但无肢体瘫痪是其常见的临床特点。轻症者表现出一侧肢体笨拙、行动不稳、共济失调和眼球震颤，无瘫痪；两眼向病灶对侧凝视，吞咽及发音困难，四肢锥体束征，病侧或对侧瞳孔缩小，对光反射减弱；晚期瞳孔散大，中枢性呼吸障碍，最后因枕大孔疝而死亡；暴发型则常突然昏迷，在数小时内迅速死亡。如出血量较大，病情迅速进展，发病时或发病后 12~24 小时出现昏迷及脑干受压征象，可有面神经麻痹、两眼凝视病灶对侧、肢体瘫痪及病理反射出现等。

4. 脑叶出血

脑叶出血也称为皮质下白质出血，可发生于任何脑叶。一般症状均略轻，预后相对较好。脑叶出血除表现为头痛、呕吐外，不同脑叶的出血，临床表现也有不同。

（1）额叶出血。前额疼痛、呕吐、痫性发作较多见；对侧偏瘫、共同偏视、精神异常、智力减退等；优势半球出血时可出现 Broca 失语。

（2）顶叶出血。偏瘫较轻，而对侧偏身感觉障碍显著；对侧下象限盲；优势半球出血时可出现混合性失语，左右辨别障碍，失算、失认、失写（Gerstmann 综合征）。

（3）颞叶出血。表现为对侧中枢性面舌瘫及以上肢为主的瘫痪；对侧上象限盲；有时有同侧耳前部疼痛；优势半球出血时可出现 Wernicke 失语；可有颞叶癫痫、幻嗅、幻视。

（4）枕叶出血。主要症状为对侧同向性偏盲，并有黄斑回避现象，可有一过性黑蒙和视物变形症状；有时有同侧偏瘫及病理征。

5. 脑室出血

脑室出血一般分为原发性和继发性两种。原发性脑室出血为脑室内脉络丛动脉或室管膜下动脉破裂出血，较为少见，占脑出血的 3%~5%。继发性者是由于脑内出血量大，穿破脑实质流入脑室，常伴有脑实质出血的定位症状和体征。根据脑室内血肿大小可将脑室出血分为全脑室积血（Ⅰ型）、部分性脑室出血（Ⅱ型）以及新鲜血液流入脑室内，但不形成血凝块者（Ⅲ型）3 种类型。Ⅰ型因影响脑脊液循环而急剧出现颅内压增高、昏迷、高热、四肢弛缓性瘫痪或呈去皮质状态，呼吸不规则。Ⅱ型及Ⅲ型仅有头痛、恶心、呕吐、脑膜刺激征阳性，无局灶性神经体征。出血量大、病情严重者迅速出现昏迷或昏迷加深，早期出现去皮质强直，脑膜刺激征阳性。常出现丘脑下部受损的症状及体征，如上消化道出血、中枢性高热、大汗、应激性溃疡、急性肺水肿、血糖增高、尿崩症等，病情多严重，预后不良。

二、辅助检查

1. 血常规及血液生化检查

白细胞可增多，超过 $10\times10^9/L$ 者占 60%～80%，甚至可达（15～20）×$10^9/L$，并可出现蛋白尿，尿糖、血尿素氮和血糖浓度升高。

2. 脑脊液检查

脑脊液（CSF）压力常增高，多为血性脑脊液。应注意重症脑出血患者，如诊断明确，不宜行腰椎穿刺检查，以免诱发脑疝导致死亡。

3. CT 检查

CT 检查可显示血肿部位、大小、形态，是否破入脑室，血肿周围有无低密度水肿带及占位效应、脑组织移位等。24 小时内出血灶表现为高密度，边界清楚。48 小时以后，出血灶高密度影周围出现低密度水肿带。

4. 数字减影血管造影（DSA）检查

对血压正常疑有脑血管畸形等的年轻患者，可考虑行 DSA 检查，以便进一步明确病因，积极针对病因治疗，预防复发。脑血管 DSA 对颅内动脉瘤、脑血管畸形等的诊断，均有重要价值。颈内动脉造影正位像可见大脑前、中动脉间距在正常范围，豆纹动脉外移。

5. MRI 检查

MRI 具有比 CT 更高的组织分辨率，且可直接多方位成像，无颅骨伪影干扰，又具有血管流空效应等特点，使对脑血管疾病的显示率及诊断准确性，比 CT 更胜一筹。CT 能诊断的脑血管疾病，MRI 均能做到；而对发生于脑干、颞叶和小脑等的血管性疾病，MRI 比 CT 显示更佳；对脑出血、脑梗死的演变过程，MRI 比 CT 显示更完整；对 CT 较难判断的脑血管畸形、烟雾病等，MRI 比 CT 更敏感。

6. TCD 检查

多普勒超声检查最基本的参数为血流速度与频谱形态。血流速度增加可表示高血流量、动脉痉挛或动脉狭窄；血流速度减慢则可能是动脉近端狭窄或循环远端阻力增高的结果。

三、诊断

脑出血的诊断要点为：多为中老年患者；多数患者有高血压病史，因某种因素血压急骤升高而发病；起病急骤，多在兴奋状态下发病；有头痛、呕吐、偏瘫，多数患者有意识障碍，严重者会昏迷和形成脑疝；脑膜刺激征阳性；多数患者为血性脑脊液；头颅 CT 和 MRI 可见出血病灶。

四、治疗

1. 保持呼吸道通畅

注意气道管理，清理呼吸道分泌物，保证正常换气功能，有肺部感染时应用抗生素，必要时进行气管切开术。

2. 降低颅内压

可选用 20%甘露醇 125~250 mL 静脉滴注，每 6~8 小时 1 次和（或）甘油果糖注射剂 250 mL 静脉滴注，12 小时 1 次或每日 1 次。呋塞米 20~40 mg 静脉注射，每 6 小时、8 小时或 12 小时 1 次。也可根据病情应用白蛋白 5~10 g 静脉滴注，每日 1 次。

3. 管理血压

应平稳、缓慢降压，不能降压过急、过快，否则易致脑血流灌注不足，出现缺血性损害而加重病情。

4. 治疗高血压性脑出血

可不用止血药。有凝血功能障碍的可酌情应用止血药，如巴曲酶、6-氨基己酸、氨甲苯酸等。

5. 亚低温疗法

应用冰帽等设备降低头部温度，降低脑耗氧量，保护脑组织。

6. 治疗中枢性高热

可进行物理降温。

7. 预防性治疗

下肢静脉血栓形成及肺栓塞建议穿弹力袜进行预防。

8. 防治并发症

脑出血的并发症有应激性溃疡、电解质紊乱等。可根据病情选用质子泵阻滞剂（如奥美拉唑等）或 H_2 受体阻滞剂（如西咪替丁、法莫替丁等），根据患者出入量调整补液量，并补充氯化钾等，维持水电解质平衡，痫性发作可给予地西泮 10~20 mg 缓慢静脉注射或苯巴比妥钠 100~200 mg 肌内注射控制发作，一般不需长期治疗。

9. 外科手术治疗

必要时进行外科手术治疗。对于内科非手术治疗效果不佳或出血量大，有发生脑疝征象或怀疑为脑血管畸形引起出血的，可进行外科手术治疗（去骨瓣减压术、小骨窗开颅血肿清除术、钻孔血肿抽吸术、脑室外引流术、微创穿刺颅内血肿碎吸引流术等)。手术指征：基底节中等量以上出血（壳核出血≥30 mL，丘脑出血≥15 mL)；小脑出血直径≥10 mL或直径≥3 cm 或出现明显脑积水；重症脑室出血。

五、护理评估

1. 健康史

(1) 了解患者的既往史和用药情况。

1) 询问患者既往是否有原发性高血压、动脉粥样硬化、高脂血症、血液病病史。

2) 询问患者曾经进行过哪些治疗，目前用药情况怎样，是否持续使用过抗凝、降压等药物，发病前数日有无自行停服或漏服降压药的情况。

(2) 询问患者的起病情况。

1) 了解起病时间和起病形式。询问患者起病时间，当时是否正在活动或者是在生气、大笑等情绪激动时或者是在用力排便时。脑出血患者多在活动和情绪激动时起病，临床症状常在数分钟至数小时内达到高峰，观察患者意识状态，重症患者数分钟内可转入意识模糊或昏迷。

2) 询问患者有无明显的头晕、头痛等前驱症状。大多数脑出血患者发病前无预兆，少数患者可有头痛、头晕、肢体麻木等前驱症状。

3) 了解有无头痛、恶心、呕吐等伴随症状。脑出血患者因血液刺激以及血肿压迫脑组织引起脑组织缺血、缺氧，发生脑水肿和颅内压增高，可致剧烈头痛和喷射状呕吐。

(3) 了解患者的生活方式和饮食习惯。

1) 询问患者工作与生活情况，是否长期处于紧张忙碌状态，是否缺乏适当的体育锻炼和休息时间。脑出血患者常在活动和情绪激动时发病。

2) 询问患者是否长期摄取高盐、高胆固醇饮食，高盐饮食可致水钠潴留，使原发性高血压加重；高胆固醇饮食与动脉粥样硬化密切相关。

3) 询问患者是否有嗜烟、酗酒等不良习惯以及家族卒中病史。

2. 身体状况

(1) 观察患者的神志、瞳孔和生命体征情况。

1) 观察神志是否清楚，有无意识障碍及其类型。无论轻症还是重症脑出血患者，起病初时均可以意识清楚，随着病情加重，意识逐渐模糊，常在数分钟或数十分钟内神志转为昏迷。

2) 观察瞳孔大小及对光反射是否正常，瞳孔的大小与对光反射是否正常，与出血量、出血部位有密切关联，轻症脑出血患者瞳孔大小及对光反射均可正常；“针尖样”瞳孔为脑桥出血的特征性体征；双侧瞳孔散大可见于脑疝患者；双侧瞳孔缩小、凝视麻痹伴严重眩晕，意识障碍呈进行性加重，应警惕脑干和小脑出血的可能。

3）观察生命体征的情况，重症脑出血患者呼吸深沉带有鼾声，甚至呈潮式呼吸或不规则呼吸；脉搏缓慢有力，血压升高；当脑桥出血时，丘脑下部对体温的正常调节被阻断而使体温严重上升，甚至呈持续高热状态。如脉搏增快、体温升高、血压下降，则有生命危险。

（2）观察有无神经功能受损。

1）观察有无“三偏征”，大脑基底核为最常见的出血部位，当累及内囊时，患者常出现偏瘫、偏身感觉障碍和偏盲。

2）了解有无失语及失语类型，脑出血累及大脑优势半球时，常出现失语症。

3）有无眼球运动及视力障碍，除了内囊出血可发生“偏盲”外，枕叶出血可引起皮质盲；丘脑出血可压迫中脑顶盖，产生双眼上视麻痹而固定向下注视；脑桥出血可表现为交叉性瘫痪，头和眼转向非出血侧，呈“凝视瘫肢”状；小脑出血可有面神经麻痹，眼球震颤，两眼向病变对侧同向凝视。

4）检查有无肢体瘫痪及瘫痪类型，除内囊出血、丘脑出血和额叶出血引起“偏瘫”外，脑桥小量出血还可引起交叉性瘫痪，脑桥大量出血（血肿>5 mL）和脑室大出血可迅即导致四肢瘫痪和去皮质强直发作。

5）其他。颞叶受累除了发生 Wernicke 失语外，还可引起精神症状；小脑出血则可出现眩晕、眼球震颤、共济失调、行动不稳、吞咽障碍。

3. 心理—社会状况

评估脑出血患者是否因有偏瘫、失语等后遗症，而产生抑郁、沮丧、烦躁、易怒、悲观失望等情绪反应。评估这些情绪是否对日后生活有一定的影响。

六、主要护理诊断/问题

1. 并发症

压疮、吸入性肺炎、泌尿系感染、深静脉血栓。

2. 生活自理能力缺陷

与脑出血卧床有关。

3. 潜在并发症

脑疝、上消化道出血。

4. 其他问题

吞咽障碍、语言沟通障碍。

七、护理措施

1. 一般护理

患者绝对卧床休息 4 周，抬高床头 15°～30°，以促进脑部静脉回流，减轻脑水肿；取侧卧位或平卧头侧位，防止呕吐物反流引起误吸。脑出血急性期患者应尽量就地治疗，避免不必要的搬动，并注意保持病房安静，严格限制探视。翻身时注意保护头部，动作宜轻柔缓慢，以免加重出血，避免咳嗽和用力排便。神经系统症状稳定 48～72 小时后，患者即可开始早期康复锻炼，但应注意不可过度用力或憋气。恢复期的康复训练不可急于求成，应循序渐进、持之以恒。

2. 饮食护理

急性期患者给予高蛋白、高维生素、高热量饮食，并限制钠盐摄入（<3 g/d）。有意识障碍、消化道出血的患者宜禁食 24～48 小时，然后酌情给予鼻饲流食，如牛奶、豆浆、藕粉、蒸蛋或混合匀浆等，每日 4～5 次，每次约 200 mL。恢复期患者应给予清淡、低盐、低脂、适量蛋白质、高维生素食物，戒烟酒，忌暴饮暴食。

3. 症状护理

（1）对神志不清、躁动或有精神症状的患者，床应加护栏，并适当约束，防止跌伤。

（2）注意保持呼吸道通畅。及时清除口鼻分泌物，协助患者轻拍背部，以促进痰痂的脱落排出，但急性期应避免刺激咳嗽，必要时可给予负压吸痰、吸氧及定时雾化吸入。

（3）协助患者完成生活护理。按时翻身，保持床单干燥整洁，保持皮肤清洁卫生，预防出现压疮；对于有闭眼障碍的患者，应涂四环素眼膏，并用湿纱布盖眼，保护角膜；昏迷和鼻饲患者应做好口腔护理，每日 2 次。有二便失禁的患者，注意及时用温水擦洗外阴及臀部，保持皮肤清洁、干燥。

（4）有吞咽障碍的患者，喂饭喂水时不宜过急，遇呕吐或反呛时应暂停喂食喂水，防止食物呛入气管引起窒息或吸入性肺炎，对昏迷等不能进食的患者可酌情予以鼻饲流食。

（5）注意保持瘫痪肢体功能位置，防止足下垂，被动运动关节和按摩患肢，防止手足挛缩、变形及神经麻痹，病情稳定后应尽早开始肢体功能锻炼和语言康复训练，以促进神经功能的早日康复。

（6）中枢性高热的患者先行物理降温，如温水擦浴、酒精浴、冰敷等，效果不佳时可给予退热药，并注意监测和记录体温的情况。

（7）密切观察病情，尤其是生命体征、神志、瞳孔的变化，及早发现脑疝的先兆表现，一旦出现，应立即报告医师及时抢救。

4. 用药护理

告知患者药物的作用与用法，注意观察药物的疗效与不良反应，发现异常情况及时报告医师处理。

（1）颅内压升高使用20%甘露醇静脉滴注脱水时，要保证绝对快速输入，20%的甘露醇50～100 mL要在15～30分钟内滴完，注意防止药液外漏，并注意尿量与血电解质的变化，尤其应注意有无低血钾发生。①患者每日补液量可按尿量加500 mL计算，在1 500～2 000 mL以内，如有高热、多汗、呕吐或腹泻者，可适当增加入液量。②每日补钠50～70 mmol/L，补钾40～50 mmol/L。防止低钠血症，以免加重脑水肿。

（2）严格遵医嘱服用降压药，不可骤停和自行更换，也不宜同时服用多种降压药，避免血压骤降或过低致脑供血不足。应根据患者的年龄、基础血压、病后血压等情况判定最适血压水平，缓慢降压，不宜使用强降压药（如利舍平）。

（3）用地塞米松消除脑水肿时，因其易诱发上消化道应激性溃疡，应观察有无呃逆、上腹部饱胀不适、胃痛、呕血、便血等，注意胃内容物或呕吐物的性状，以及有无黑便；鼻饲流食的患者，注意观察胃液的颜色是否为咖啡色或血性，必要时可做隐血试验检查，如发现异常及时通知医师处理。

（4）躁动不安的患者可根据病情给予小量镇静、镇痛药；患者有抽搐发作时，可用地西泮静脉缓慢注射或苯妥英钠口服。

5. 心理护理

主动关心患者与家属，耐心介绍病情及预后，消除其紧张焦虑、悲观抑郁等不良情绪，保持患者及家属情绪稳定，使其积极配合抢救与治疗。

八、健康教育

（1）避免情绪激动，去除不安、恐惧、愤怒、抑郁等不良情绪，保持正常心态。

（2）给予低盐低脂、适量蛋白质、富含维生素与纤维素的清淡饮食，多吃蔬菜、水果，少食辛辣刺激性强的食物，戒烟酒。

（3）生活有规律，保持排便通畅，避免排便时用力过度和憋气。

（4）坚持适度锻炼，避免重体力劳动。如坚持做保健体操、慢散步、打太极拳等。

（5）尽量做到日常生活自理，康复训练时注意克服急于求成的心理，做到循序渐进、持之以恒。

（6）定期复查血压、血糖、血脂、血常规等项目，积极治疗原发性高血压、糖尿病、心脏病等原发疾病。出现头痛、呕吐、肢体麻木无力、进食困难、饮水呛咳等症状时需及时就医。

第六章

泌尿系统疾病的护理

第一节　急性肾小球肾炎

急性肾小球肾炎简称急性肾炎，是以急性肾炎综合征为主要临床表现的一组疾病，起病急，以血尿、蛋白尿、水肿和高血压为主要表现，可伴有一过性氮质血症。本病常有前驱感染，多见于链球菌感染后，其他细菌、病毒和寄生虫感染后也可引起。好发于儿童，男性多见。前驱感染后常有1~3周（平均10日左右）的潜伏期，相当于致病抗原初次免疫后诱导机体产生免疫复合物所需时间。呼吸道感染的潜伏期较皮肤感染者短。本病大多预后良好，常在数月内临床自愈。

一、评估

1. 健康史

起病前有无上呼吸道感染如急性扁桃体炎、咽炎或皮肤感染如脓疱疮等。

2. 身体状况

（1）血尿。常为患者起病的首发症状和就诊原因，几乎所有患者均有血尿，40%~70%的患者有肉眼血尿，尿液呈浑浊红棕色或洗肉水样，一般数日内消失，也可持续数周转为镜下血尿。

（2）水肿。多表现为晨起眼睑水肿，面部肿胀感，呈现所谓“肾炎面容”，一般不重。少数患者水肿较重，进展较快，数日内遍及全身，呈可凹陷性。严重水、钠潴留会引起急性左侧心力衰竭。

（3）高血压。多为轻中度高血压，收缩压、舒张压均增高，经利尿后血压可逐渐恢复正常。少数出现严重高血压，甚至高血压脑病。患者表现为头痛、头晕、失眠，甚至昏迷、抽搐等。血压增高往往与水肿、血尿同时发生，也有在其后发生，一般持续3~4周，多在水肿消退2周后降为正常。

（4）肾功能及尿量改变。起病初期可有尿量减少现象，尿量一般在 500～800 mL，少尿时可有一过性氮质血症，大多数在起病 1～2 周后尿量渐增，肾功能恢复，只有极少数可表现为急性肾功能衰竭，出现少尿现象。

（5）其他表现。原发感染灶的表现及全身症状，可有头痛、食欲减退、恶心、呕吐、疲乏无力、精神不振、心悸气促症状，甚至发生抽搐。部分患者有发热现象，体温一般在 38 ℃左右。

3. 实验室及其他检查

镜下血尿、蛋白尿、发病初期血清补体 C_3 及总补体下降。肾小球滤过率下降，血尿素氮和肌酐升高，B 超示双肾形状饱满，体积增大，肾活检组织病理类型为毛细血管增生性肾炎。

二、治疗原则

以休息及对症处理为主，少数急性肾功能衰竭患者应予透析治疗。一般于发病 2 周内可用抗生素控制原发感染灶。

三、护理措施

1. 饮食护理

（1）限制钠盐摄入。有水肿、高血压或心力衰竭时严格限制钠盐摄入（<3 g/d），特别严重者禁盐，以减轻水肿和心脏负担。当病情好转，血压下降，水肿消退，尿蛋白减轻后，由低盐饮食逐渐过渡到普通饮食，防止长期低钠饮食及应用利尿剂引起水、电解质紊乱或其他并发症。

（2）控制水和钾的摄入。严格记录 24 小时出入量。量出为入，每日摄入水量=前一日出量+500 mL，摄入水量包括米饭、水果等食物含水量，饮水，输液等所含水的总量。注意见尿补钾。

（3）蛋白质。肾功能正常时，给予正常量的蛋白质［1 g/（kg·d）］，出现氮质血症时，限制蛋白质摄入，优质动物蛋白占 50%以上，如牛奶、鸡蛋、鱼等，以防止增加血中含氮代谢产物的潴留。此外，注意饮食热量充足、易于消化和吸收。

2. 休息和活动

一般起病 1～2 周不论病情轻重均应卧床休息，能够改善肾血流量和减少产生并发症的概率。水肿消退，肉眼血尿消失，血压接近正常后，即可下床在室内活动或到户外散步。红细胞沉降率正常时可恢复轻体力活动或上学，但应避免剧烈体力活动。1 年后方可正常活动。鼓励患者及家属参与休息计划的制订。

3. 病情观察

（1）注意监测。

1）定期测量患者体重，观察体重变化和水肿部位、分布、程度和消长情况，注意有无胸腔、腹腔、心包积液的表现；观察皮肤有无红肿、破损、化脓等情况发生。

2）监测生命体征，尤其是血压变化，注意有无剧烈头痛、恶心、呕吐、视物模糊，甚至神志不清、抽搐等高血压脑病的表现，发现问题及时报告医师处理。

（2）皮肤护理。

1）水肿较严重的患者应穿着宽松、柔软的棉质衣裤、鞋袜。协助患者做好全身皮肤及黏膜清洁，指导患者注意保护好水肿皮肤，如清洗时注意水温适当，勿过分用力；平时避免擦伤、撞伤、跌伤、烫伤。

2）注射时严格无菌操作，采用5~6号针头，保证药物准确及时输入，注射拔完针后，用无菌干棉球按压穿刺部位直至无液体从针口渗漏。严重水肿者尽量避免肌内和皮下注射。

（3）用药护理。

遵医嘱给予利尿剂、降压药、抗生素。观察药物的疗效及可能出现的不良反应。如低钾、低氯等电解质紊乱。呋塞米等强效利尿剂有耳鸣、眩晕、听力丧失等暂时性耳毒性，也可引发永久性耳聋。密切观察血压、尿量变化，静脉给药者给药速度宜慢。

（4）心理护理。

血尿可让患者感到恐惧，限制患者活动可使其产生焦虑、烦躁、抑郁等心理，鼓励其说出自己的感受和心理压力，使其充分理解急性期卧床休息及恢复期限制运动的重要性。患者卧床期间，护士尽量多关心、巡视，及时询问患者的需要并帮助解决。

四、健康教育

1. 预防疾病教育

教育患者及家属了解各种感染可能导致急性肾炎，因此，锻炼身体，增强体质，避免或减少上呼吸道及皮肤感染是预防的主要措施，并可降低演变为慢性肾炎的概率。嘱咐患者及家属一旦发生细菌感染应及时使用抗生素，尽量治愈某些慢性病，如慢性扁桃体炎，必要时可手术治疗。

2. 定期随访教育

急性肾炎的恢复期可能需1~2年，当临床症状消失后，蛋白尿、血尿等可能依然存在，因此应加强定期随访。

第二节 急进性肾小球肾炎

急进性肾小球肾炎简称急进性肾炎，是指在肾炎综合征（血尿、蛋白尿、水肿、高血压）基础上，短期内出现少尿、无尿，肾功能急骤减退，短期内到达尿毒症的一组临床症候群，又称急进性肾炎综合征。本病病理特征表现为新月体肾小球肾炎，分为原发性和继发性两大类。一般将有肾外表现者或明确原发病者称为继发性急进性肾炎，如继发于过敏性紫癜、系统性红斑狼疮等，偶有继发于某些原发性肾小球疾病（如系膜毛细血管性肾炎及膜性肾病）者。病因不明者则称为原发性急进性肾炎，下文着重讨论原发性急进性肾炎。

我国急进性肾炎以Ⅱ型为多见，男性居多。

一、评估

1. 健康史

本病起病急，常有前驱呼吸道感染。

2. 身体状况

（1）迅速出现水肿，可以有肉眼血尿、蛋白尿、高血压等。

（2）短期内即有肾功能的进行性下降，以少尿或无尿较迅速地（数周至半年）发展为尿毒症。

（3）常伴有中度贫血，可伴有肾病综合征，如果得不到及时治疗，晚期会出现慢性肾功能衰竭。部分患者也会出现急性左侧心力衰竭、继发感染等并发症。

3. 实验室及其他检查

（1）尿常规。蛋白尿，血尿，也可有管型、白细胞。

（2）血液检查。白细胞轻度增高，血红蛋白、人血白蛋白下降，血脂升高。

（3）肾功能检查。血肌酐、血尿素氮进行性升高。

（4）免疫学检查。Ⅱ型可有血循环免疫复合物阳性，血清补体 C_3 降低，Ⅰ型有血清抗肾小球基底膜抗体阳性。

（5）B 超检查。双肾体积增大、饱满。

（6）肾活检组织病理检查。光学显微镜检查可见肾小囊内新月体形成是急进性肾炎的特征性病理改变。

二、治疗原则

本病纤维化发展很快，故及时肾活检，早期诊断，及时以强化免疫抑制治疗，可改善患者预后。根据病情给予血浆置换、肾脏替代治疗。

三、护理措施

1. 休息

一般要待病情得到初步缓解时，才开始下床活动，即使无任何临床表现，也不宜进行较重的体力活动。

2. 饮食护理

宜摄入低盐优质蛋白饮食，避免进食盐腌制食品如咸菜、咸肉等，进食鸡蛋、牛奶、瘦肉、鱼等优质蛋白饮食。准确记录24小时出入量，量出为入。每日入液量=前一日出液量+500 mL，保持出入量平衡。

3. 病情观察

监测患者生命体征、尿量。尿量迅速减少，往往提示急性肾功能衰竭的发生。监测肾功能及血清电解质的变化，尤其是观察有无出现高钾血症，发现病情变化及时报告医师处理。

4. 观察药物及血浆置换的不良反应

大剂量糖皮质激素治疗可致上消化道出血、精神症状、骨质疏松、股骨头无菌性坏死、水钠潴留、血压升高、继发感染、血糖升高等表现。环磷酰胺可致上腹部不适、恶心、呕吐、出血性膀胱炎、骨髓抑制等。血浆置换主要不良反应有出血、并发感染，特别是经血制品传播的疾病。

5. 用药护理

大剂量激素冲击治疗、使用免疫抑制剂、血浆置换等时，患者免疫力及机体防疫能力受到很大抑制，应对患者实行保护性隔离，加强口腔、皮肤护理，防止继发感染。服用糖皮质激素和细胞毒药物时应注意：口服激素应饭后服用，以减少对胃黏膜的刺激；长期用药者应补充钙剂和维生素 D，以防骨质疏松；使用免疫抑制剂时注意多饮水，以促进药物从尿中排泄。

6. 心理护理

由于该病不易治愈，多数患者可能会转变为慢性肾功能衰竭。因此，患者会产生焦虑、恐惧及悲观等心理，需做好心理疏导，提高患者战胜疾病的信心。

四、健康教育

（1）预防措施。本病有前驱感染的病史，预防感染是预防发病及防止病情加重的重要措施，避免受凉、感冒。

（2）对患者及家属强调遵医嘱用药的重要性，告知激素和细胞毒药物的作用、可能出现的不良反应和用药注意事项，鼓励患者配合治疗。服用激素及免疫抑制剂时，应特别注意交代患者及家属不可擅自增量、减量甚至停药。

(3) 病情经治疗缓解后应注意长期追踪，防止疾病复发及恶化。

(4) 预后。早期诊断、及时合理治疗，可明显改善患者预后。

第三节 慢性肾小球肾炎

慢性肾小球肾炎简称慢性肾炎，是指以水肿、高血压、蛋白尿、血尿及肾功能损害为基本临床表现，起病方式不同，病情迁延，病情进展缓慢，最终将发展为慢性肾功能衰竭的一组肾小球疾病。多见于成年人，男性多于女性。仅少数患者是由急性肾炎发展而来，绝大多数患者的病因不明，起病即为慢性肾炎，与急性肾炎无关。

一、评估

1. 健康史

(1) 既往史。既往有无肾炎病史，其发病时间及治疗后的情况；病前有无上呼吸道感染、皮肤感染等病史；对病情急骤的患者还应询问有无引起肾功能恶化的诱发因素；父母、兄弟、姐妹及子女的健康状况。

(2) 生活习惯。询问患者生活是否规律，饮食是否合理，有无营养不良，水、钠盐摄入过多等情况，有无过度疲劳及吸烟饮酒等不良嗜好。

2. 身体状况

(1) 水肿。由水钠潴留或低蛋白血症所致，早晨眼睑、颜面水肿明显，下午及晚上下肢水肿明显，卧床休息后水肿减轻。重者可有胸腔或腹腔积液。

(2) 蛋白尿。这是慢性肾炎的主要表现，患者排尿时泡沫明显增多，并且不易消失，尿蛋白越多，泡沫越多，个别患者尿中有异味。

(3) 血尿。多为镜下血尿，也有肉眼血尿。

(4) 高血压。由于水钠潴留使血容量增加，血中肾素、血管紧张素增加，导致阻力血管收缩而致血压升高。有时高血压症状表现较为突出。

(5) 其他表现。患者可有贫血、电解质紊乱症状，病程中有应激情况（如感染）可导致慢性肾炎急性发作，类似急性肾炎表现。有些病例可自行缓解。

(6) 并发症。慢性肾功能衰竭为慢性肾炎的终末期并发症，其他如继发感染、心脑血管疾病等。

3. 实验室及其他检查

(1) 尿液检查。24 小时尿蛋白多在 1~3 g，不超过 3.5 g。尿蛋白电泳以大中分子蛋白为主，尿红细胞形态检查为多形性。

（2）血液检查。早期血常规检查多正常或轻度贫血，晚期可有红细胞及血红蛋白明显下降，血尿素氮及肌酐增高的情况。病情较重者血脂增高，人血白蛋白下降。

（3）B 超检查。双肾可有结构紊乱，皮质回声增强及缩小等改变。

（4）肾活检组织病理学检查。以弥漫系膜增生性肾炎、局灶/节段增生性肾炎、局灶/节段性肾小球硬化、系膜毛细血管性肾炎、膜性肾病、IgA 肾病等为常见，晚期导致肾小球纤维化、硬化等，称为硬化性肾炎。

4. 心理—社会状况

评估患者有无焦虑、恐惧、绝望等心理状况；评估社会及家庭对患者的经济及精神支持情况及其对患者病情的了解和关心程度。

二、治疗原则

有效控制血压以防止肾功能减退或使已经受损的肾功能有所改善，防止高血压的心血管并发症，从而改善长期预后。

三、护理措施

1. 一般护理

（1）休息。高度水肿、严重高血压伴心、肾功能不全时，应绝对卧床休息。

（2）饮食。给予低磷优质低蛋白饮食，当肾功能不全者血肌酐>350 μmol/L 时，应限制蛋白质摄入，一般为 0.5~0.6 g/（kg·d），其中 60%以上为优质蛋白（如鸡蛋、牛奶、瘦肉等），极低蛋白饮食者可辅以 α 酮酸或肾衰氨基酸治疗，以减轻肾小球高灌注、高压力、高滤过状态。由于每克蛋白质饮食中约含磷 15 mg，因此，限制蛋白质入量后即达到低磷饮食（少于 600~800 mg/d）。同时注意补充多种维生素及微量元素。有明显水肿和高血压时宜低盐饮食。饮食应根据患者的口味烹调，以增进食欲。

（3）口腔护理。肾功能受损，口腔内有氨臭味，进行口腔护理，可增进食欲，清洁口腔，抑制细菌繁殖。一般可于每日晨起饭后睡前用复方硼酸溶液漱口，以预防口腔炎和呼吸道感染。

（4）皮肤护理。晚期由于尿素刺激，皮肤瘙痒，应注意保持患者皮肤清洁，每日用温水擦洗，不用肥皂水和酒精，严防患者抓破皮肤和产生压疮。

（5）记录出入量。晚期出现肾功能不全症状时，可有尿少和尿闭的情况，应密切注意尿量变化，准确记录出入量，控制液体入量，入量为前一日尿量另加 500 mL。

2. 药物治疗的护理

(1) 降压药。治疗目标是力争把血压控制在理想水平：尿蛋白≥1 g/d者，血压控制在125/75 mmHg以下；尿蛋白<1 g/d者，血压控制可放宽到130/80 mmHg以下。

(2) 抗血小板药。注意观察全身皮肤及黏膜的出血情况。

3. 并发症的预防及护理

慢性肾炎患者易并发各种感染，对上呼吸道和尿路感染的预防更为重要。应加强环境和个人卫生预防措施，保持室内空气新鲜，每日开窗通风，紫外线消毒或消毒剂喷雾一次，保持口腔和皮肤清洁，注意保暖，预防感冒，若有咽痛、鼻塞等症状，应卧床休息，并及时治疗。

四、健康教育

1. 休息与饮食

嘱咐患者加强休息，以延缓肾功能减退。生活要有规律，保持精神愉快，避免劳累，坚持合理饮食并解释优质低蛋白、低磷、低盐、高热量饮食的重要性，指导其根据自己的病情选择合适的食物和量。

2. 避免加重肾损害的因素

向患者及其家属讲解影响病情进展及避免加重肾损害的因素，注意适度锻炼身体，尽可能避免上呼吸道及其他部位感染；避免使用肾毒性药物如庆大霉素、磺胺药及非甾体抗炎药；有高脂血症、高血糖、高钙血症和高尿酸血症者应遵医嘱及时予以适当治疗；育龄妇女注意避孕，以免因妊娠导致肾炎复发和病情恶化。病情稳定，特别希望生育者，可在医生指导下怀孕，并定期随访。

3. 用药指导

介绍各类降压药的疗效、不良反应及使用时的注意事项。如告诉患者ACEI抑制剂可致血钾升高，以及高血钾的表现等。

4. 自我病情监测与随访指导

慢性肾炎病程长，需定期随访疾病的进展，包括肾功能、血压、水肿等的变化。若发现尿异常（少尿、尿液浑浊、血尿）改变，应及时就医治疗，定期复查尿常规和肾功能。

参考文献

[1] 杨琳，王琳琳，熊燕．实用临床护理操作技术［M］．南昌：江西科学技术出版社，2020.

[2] 谢小华．急诊急救护理技术［M］．长沙：湖南科学技术出版社，2020.

[3] 钟印芹，叶美霞．基础护理技术操作指南［M］．北京：中国科学技术出版社，2020.

[4] 郭锦丽，王香莉．专科护理操作流程及考核标准［M］．北京：科学技术文献出版社，2017.

[5] 曾夏杏，岳利群，谢小华．护理技术操作流程图解［M］．北京：科学出版社，2016.

[6] 赵佛容，温贤秀，邓立梅．临床护理技术操作难点及对策［M］．北京：人民卫生出版社，2016.

[7] 李亚敏．急危救治护士临床工作手册［M］．北京：人民卫生出版社，2018.

[8] 吴惠平，付方雪．现代临床护理常规［M］．北京：人民卫生出版社，2018.

[9] 叶文琴，王筱慧，李建萍．临床内科护理学［M］．北京：科学出版社，2018.

[10] 孙宏玉，范秀珍．护理教育理论与实践［M］．北京：人民卫生出版社，2018.

[11] 李庆印，陈永强．重症专科护理［M］．北京：人民卫生出版社，2018.

[12] 谢萍．外科护理学［M］．北京：科学出版社，2018.

[13] 王建英，王福安．急危重症护理学［M］．郑州：郑州大学出版社，2018.

[14] 赵艳伟．呼吸内科护理工作指南［M］．北京：人民卫生出版社，2016.

[15] 沈翠珍．内科护理［M］．北京：中国中医药出版社，2016.

[16] 孟共林，李兵，金立军．内科护理学［M］．北京：北京大学医学出版社，2016.

[17] 陆一春，刘海燕．内科护理学［M］．北京：科学出版社，2016.
[18] 王骏，万晓燕，许燕玲．内科护理学［M］．大连：大连理工大学出版社，2016.
[19] 刘玲，何其英，马莉．泌尿外科护理手册［M］．北京：科学出版社，2015.
[20] 李卡，许瑞华，龚姝．普外科护理手册［M］．北京：科学出版社，2015.
[21] 丁淑贞，张素．ICU 护理学［M］．北京：中国协和医科大学出版社，2015.